運動器診療 Next Decade につながるエッセンス

膝関節運動療法の臨床技術

[著] 今屋 健
関東労災病院中央リハビリテーション部

文光堂

序

あなたが臨床において，膝に障害がある患者様に接した時

「自信を持って治療ができていますか？」

そして

「その治療は正しい方法で行えていますか？」

自信を持って「YES」と答えることができるセラピストが何人いるだろうか？

　たとえば膝のROM制限がある場合，可動域を広げるためにエクササイズを行うが，うまく改善できないことも多いかと思う．また，**痛みが生じた場合「このまま続けるべきだろうか？」** と戸惑うことも多いかもしれない．
　これは筋力エクササイズも同様である．大腿四頭筋の筋力エクササイズを行っていて，**痛みが生じた場合，すぐに中止したりしていないだろうか？** 実は痛みが出ていても，エクササイズを続けてよい場合と中止しなければいけない場合がある．その判断ができているだろうか？
　また，**膝を治療しているとき，膝にばかり目を向けていることはないだろうか？** ROMエクササイズも筋力エクササイズも，股関節や足関節の位置が適切なポジションを取っていなければ，膝の機能は改善せず臨床結果が伴わないことは多くみられる．

　私自身は臨床1年目からかなり多くの症例を経験してきた．その中でも，特に膝を中心とした下肢のスポーツ整形外科疾患を専門的に診せていただき，そして多くの症例を診ることで「この疾患はこういう傾向がある」とか「こうすれば治っていく」などの経験則を学んでいった．
　このようにあまり勉強もせず，ただひたすらに臨床だけをやってきて，生意気にも「自分が一番患者数を診ている．自分が一番治せる」などと考えていた井の中の蛙だった時代もあった．しかし，臨床から得られる経験則だけでは治らない症例を経験することが増えてきた．そんな時に出会ったのが機能解剖学という考え方である．この考え方を知ることができて，今までの臨床経験での知識が学問としてまとまってきた．つまり今まで，「このようにすれば何となく治ってきた」ということが，「このような原因がありこれを治療することにより治っている」というふうに理解し，説明できるようになったのである．こうして自分の臨床力は格段に飛躍してきたと感じている．
　しかしながら，実際に臨床を行うことが最も重要であり，臨床で培った感覚や技術は机上の空論には絶対に劣らない，という考えに変わりはない．本書の企画をいただいたときに，最初から教科書を書くつもりはなかった．膝に関する教科書的な本は諸先輩方が数多く執筆されて

おり，私が教科書を書いてもあまり意味はない．本書の中にはエビデンスのないことも書いてあるが，私はエビデンスだけが大事だとは決して思わない．もちろんエビデンスは重要なことであるが，エビデンスだけでは患者は治らない．感覚的・主観的な治療技術が，プロフェッショナルとして極めて大事だと考えている．頭でっかちで，いざ患者を目の前にして何もできないというのは全く意味がない．それよりも，機序はよくわからないが治療すると痛みが良くなっていくというほうが，患者は何倍も幸せになると考えている．このように教科書ではわからない，臨床でしかみえないことが多々あるのが現実であり，この部分を本書の中で伝えていきたいと考えている．

また本書にはスペシャルテストと運動療法に関して，相反する事項である「コツ」と「ピットフォール（落とし穴）」について書いている．たとえば同じ治療である，膝のROMエクササイズを行っても，私とほかのセラピストではその臨床結果に差が出てくる．なぜならそれは，見た目には同じ方法でやっているのだが，細かい「コツ」のようなものがあるからだ．この小さな差が積み重なることにより，臨床結果に大きな差が生じる．また，他の病院からの紹介で患者を診ることが多々あるが，私は必ずその病院でどのようなリハビリをやってきたのかを細かく聴く．そしてそのあとに，私の説明したやり方でエクササイズを行ってもらう．すると短時間で良好な結果が出てくる．これによって自分の治療の有効性を確認し，治療の「コツ」を蓄積してきたのである．このように，エクササイズの「コツ」と「ピットフォール」を理解することでも，患者を正しい方向へ導くことができて，自分自身も治療のスキルを向上できるのである．

現時点（2018年12月）でACL再建術の症例を3,000例以上，半月板縫合術・切除術の症例を1,000例以上，その他MCL・LCL・PCLの修復や再建術，膝蓋骨脱臼，膝蓋腱断裂，膝関節周囲の骨折などさまざまな症例を担当させていただき，オリンピック・プロレベルから趣味レベルまでさまざまなスポーツ復帰に携わってきた．そして，その経験の中で知り得た知識や技術を中心に本書を執筆した．教科書には決して載っていない，細かい「コツ」を大切にし，臨床に即した内容になっている．是非とも参考にしていただき，臨床で試し，忌憚のないご意見をいただければ幸いである．

最後に本書の発刊にあたり，怠け者の私を根気強くサポートいただいた文光堂の中村晴彦氏，臨床業務の忙しい中，図のモデルや文章の校正に協力していただいた，田中龍太先生（関東労災病院中央リハビリテーション部）と志田峻哉先生（関東労災病院中央リハビリテーション部）に感謝を申し上げます．

2018年12月　今屋　健

CONTENTS

第1章 機能解剖 ... 1

1 骨性構造 ... 2
1. 大腿骨 femur ... 2
2. 脛骨 tibia ... 5
3. 膝蓋骨 patella ... 9

2 膝関節の骨ランドマークの触診の流れ ... 11
1. 膝蓋骨 ... 11
2. 膝関節裂隙 ... 12
3. 大腿骨内側顆・外側顆，内側上顆・外側上顆 ... 13
4. 脛骨粗面，Gardy結節，腓骨頭 ... 16
5. 脛骨内側顆・外側顆 ... 18

3 筋性構造 ... 20
1. 大腿四頭筋 ... 20
2. 大腿筋膜張筋(腸脛靱帯) ... 22
3. 内側ハムストリングス ... 23
4. 外側ハムストリングス ... 24
5. 膝窩筋 ... 25
6. 腓腹筋 ... 25

4 膝関節の運動学 ... 26
1. 大腿脛骨関節 femorotibial joint (FT関節) ... 26
2. 膝蓋大腿関節 patelo-femoral joint (PF関節) ... 35

第2章 臨床的膝タイプの見極め ... 39

1 ジョイントプレイの見極め ... 40
1. KT-2000，KNEELAX から読み取るジョイントプレイとスティフネス ... 42
2. 実際のグラフを読み取り，どう解釈するか？ ... 45

2 伸展可動域の見極め ... 49

3 臨床的膝タイプの見極め ... 52

Column 膝関節の伸展可動域 ... 54

第3章 膝関節のスペシャルテストの習得 …… 55

スペシャルテストを行ううえでの最重要事項 …… 56

1 ラックマンテスト …… 61
1. ラックマンテストの臨床的意義 …… 61
2. 持ち手 …… 61
3. ラックマンテストの手順とコツ …… 62

2 前方引き出しテスト …… 66
1. 前方引き出しテストの臨床的意義 …… 66
2. 持ち手 …… 66
3. 前方引き出しテストの手順とコツ …… 66

3 Nテスト …… 69
1. Nテストの臨床的意義 …… 69
2. 持ち手 …… 70
3. Nテストの手順とコツ …… 71

4 ピボットシフトテスト・ジャークテスト …… 73
1. ピボットシフトテスト・ジャークテストの臨床的意義 …… 73
2. 持ち手 …… 73
3. ピボットシフトテスト・ジャークテストの手順とコツ …… 74

5 後方引き出しテスト …… 76
1. 後方引き出しテストの臨床的意義 …… 76
2. 持ち手 …… 76
3. 後方引き出しテストの手順とコツ …… 76

6 外反ストレステスト・内反ストレステスト …… 79
1. 外反ストレステスト・内反ストレステストの臨床的意義 …… 79
2. 持ち手 …… 79
3. 外反ストレステスト・内反ストレステストの手順とコツ …… 80

7 ダイアルテスト …… 82
1. ダイアルテストの臨床的意義 …… 82
2. 持ち手 …… 82
3. ダイアルテストの手順とコツ …… 83
4. 後外側不安定性テストの持ち手 …… 84
5. 後外側不安定性テストの手順とコツ …… 84

⑧ マックマレーテスト ……………………………………………………………… 87
- 1 ● マックマレーテストの臨床的意義 …………………………………………… 87
- 2 ● 持ち手 …………………………………………………………………………… 87
- 3 ● マックマレーテストの手順とコツ ………………………………………… 87

⑨ 膝蓋跳動テスト ……………………………………………………………… 91
- 1 ● 膝蓋跳動テストの臨床的意義 ………………………………………………… 91
- 2 ● 持ち手 …………………………………………………………………………… 91
- 3 ● 膝蓋跳動テストの手順とコツ ………………………………………………… 91

⑩ 膝蓋下脂肪体の評価 ………………………………………………………… 93
- 1 ● 膝蓋下脂肪体の評価の臨床的意義 …………………………………………… 93
- 2 ● 持ち手 …………………………………………………………………………… 94
- 3 ● 膝蓋下脂肪体の評価の手順とコツ …………………………………………… 94

⑪ 膝蓋上嚢の評価 ……………………………………………………………… 96
- 1 ● 膝蓋上嚢の評価の臨床的意義 ………………………………………………… 96
- 2 ● 持ち手 …………………………………………………………………………… 96
- 3 ● 膝蓋上嚢の評価の手順とコツ ………………………………………………… 96

⑫ 膝関節の伸展制限（HHD）の評価 ………………………………………… 99
- 1 ● HHDの評価の臨床的意義 …………………………………………………… 99
- 2 ● 被検者を背臥位にしての伸展制限の評価 手順とコツ（HHDを評価する前に） ……… 99
- 3 ● HHDの評価の手順とコツ …………………………………………………… 100

第4章 膝関節の運動療法 …………………………………………………… 103

結果の出せる運動療法の優位性（＝優先順位） …………………………… 104

1 関節可動域エクササイズ ………………………………………………… 106
- 1 ● ヒールスライド；浅屈曲可動域エクササイズ（0〜100°の屈曲） ……… 106
- 2 ● ヒールスライド；深屈曲可動域エクササイズ（100°以上の屈曲） ……… 109
- 3 ● 完全伸展可動域エクササイズ ……………………………………………… 112

2 筋力エクササイズ ………………………………………………………… 117
- 1 ● クアドセッティング ………………………………………………………… 117
- 2 ● SLR（straight leg raising） ……………………………………………… 122
- 3 ● アクティブヒールスライド ………………………………………………… 124
- **Column** 荷重位で筋活動を決定する因子 ……………………………… 126

4 ● クォータースクワット……………………………………………………… 128
　　　Column　さまざまな肢位，足圧中心でのスクワット……………………… 130
　　　Column　スポーツ種目の違いによるスクワット…………………………… 132
　　5 ● レッグランジ……………………………………………………………… 133
　　6 ● レッグエクステンション………………………………………………… 135
　　7 ● レッグカール……………………………………………………………… 137
③ 歩行エクササイズ………………………………………………………………… 139
④ 軟部組織に対するエクササイズ………………………………………………… 143
　　1 ● 膝蓋下脂肪体……………………………………………………………… 143
　　2 ● 膝蓋上嚢…………………………………………………………………… 145
　　3 ● 皮膚………………………………………………………………………… 145
　　Column　適正負荷の法則(負荷に耐えられる関節づくり)………………… 150
　　Column　トレーニング時の「痛みの法則」…………………………………… 151
　　Column　次のトレーニングへ移行するのはどのタイミングか？………… 152
　　Column　抗重力位の法則(非荷重位での筋力トレーニング)……………… 153
　　Column　筋力エクササイズ時の膝関節に生じる剪断力(OKCとCKCの違い)… 155

索　引……………………………………………………………………………………… 159

第1章

機能解剖

　膝関節は人体の中で最大の関節であり，下肢において接地面に最も近い足関節と体幹に最も近い股関節を連結する重要な関節である．また膝関節は，0°（完全伸展）から約160°（正座）の広い可動性と，強い運動にも耐えうる安定性の相反する機能を併せ持つ．

　膝関節にはさまざまな障害や外傷が起こりうるが，臨床上，正常な関節運動から逸脱した場合に障害が生じることをしばしば経験する．したがってわれわれセラピストには，まず正常な膝関節の機能解剖を理解し，正常運動が遂行可能となる膝機能を再建することが求められる．このため，疾患にかかわらず機能解剖の知識が治療の基盤となる．そして，臨床においてオートマティックに機能解剖の知識が引き出せるように，繰り返し学習し，熟知する必要がある．

　このため本項では，まず身体の根幹である「骨性構造」を理解するため，大腿骨・脛骨・膝蓋骨について解説する．そして，その骨を動かす「筋性構造」を理解するため，膝周囲にある重要な筋の走行や働きについて，最後に正常な「運動学」を理解し，骨と筋がどのように作用し合っているのかを解説していく．この順番で学習していくと，臨床で役立つ知識としてスムーズに理解しやすくなる．

1 骨性構造

関節の運動とは，言うなれば骨の運動である．したがって，骨の構造を知ることが機能解剖を理解することの第一歩といえる．また，筋・腱の多くは骨に起始・停止するため，骨を触診できることが筋・腱を触診できることに直結する．

膝関節を構成する骨は，大腿骨 femur，脛骨 tibia，膝蓋骨 patella の3つである（図1）．例えば，X線画像や骨標本で一側の下肢を見た場合，それが右か左かを判断することは容易である（図2）．その理由は，第1に腓骨が脛骨の外側に位置していること，第2に大腿骨と脛骨の位置関係が外反位であるということである．これらが左右を判断する大きな材料となり，医療従事者であれば間違う人はほとんどいないと思われる．しかし，膝関節を構成する大腿骨，脛骨，膝蓋骨を単独で見てみると，それが右か左かを判断するのは意外と難しい（図3）．また，それらの骨を内側から見ているのか外側から見ているのか判断することも容易ではない（図4）．しかし，それぞれの骨には前額面から見ても，矢状面で内側または外側から見ても特徴があり，これにより左右・内外側の判断が可能となる．これらの骨の特徴をすべて把握することが骨構造を理解することにつながり，膝関節の機能解剖を理解する第一歩となることを強調したい．

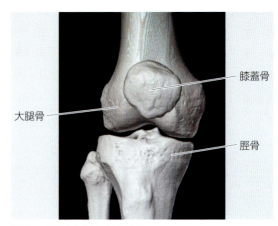

図1 ● 膝関節を構成する骨

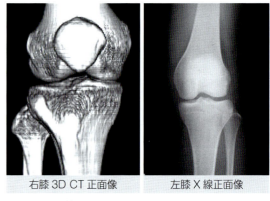

図2 ● 膝関節 3D CT 像および X 線像

1 大腿骨 femur

大腿骨は脛骨とともに大腿脛骨関節（FT関節）を，膝蓋骨とともに膝蓋大腿関節（PF関節）を形成する骨である（図5）．大腿骨を前額面上で前方から見た場合，大腿骨の関節面を水平にすると，大腿骨骨幹部は9～10°外側に傾いている[1, 2]（図6）．

正面から見ると内側顆は厚く，外側顆は内側顆

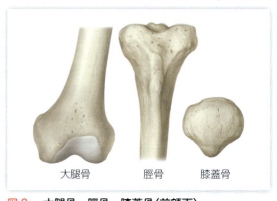

図3 ● 大腿骨，脛骨，膝蓋骨（前額面）
これらの骨が右か，左か，判断するのは意外と難しい．

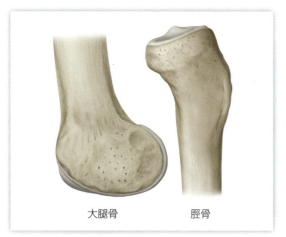

図4 ● **大腿骨，脛骨（矢状面）**
内側から見ているのか，外側から見ているのか，判断するのは意外と難しい．

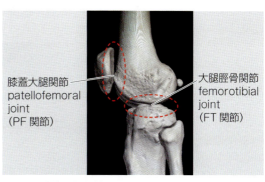

図5 ● **膝蓋大腿関節と大腿脛骨関節**
左膝を外側面から見た図．

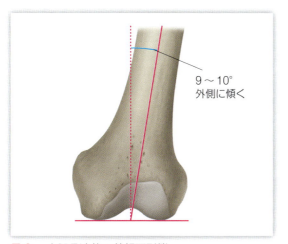

図6 ● **大腿骨遠位の前額面形態**

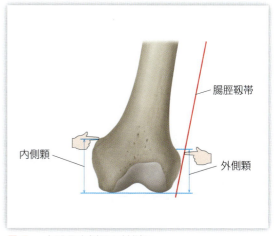

図7 ● **大腿骨内側顆と外側顆**
内側顆は厚く，外側顆は内側よりも薄い．内側顆近位は触診が容易であるが，外側顆近位はその外側を硬い腸脛靱帯が走行しているため触診が難しい．

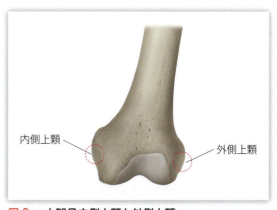

図8 ● **大腿骨内側上顆と外側上顆**

よりも薄い構造をしている．内側顆は触診が容易である．一方，外側顆はすぐ近くに硬い腸脛靱帯が走行しているため，触診が難しい（図7）．内側顆，外側顆の最も突出した部分をそれぞれ，内側上顆，外側上顆と呼ぶ（図8）．内側上顆には，内側側副靱帯（MCL）や内側膝蓋大腿靱帯（MPFL）が付着する．外側上顆には外側側副靱帯（LCL）や外側膝蓋大腿靱帯（LPFL）が付着し，膝関節可動域測定時の軸心となる．

矢状面から見ると，内側顆部は円形をしている．また，内側顆近位後方には内転筋結節と呼ば

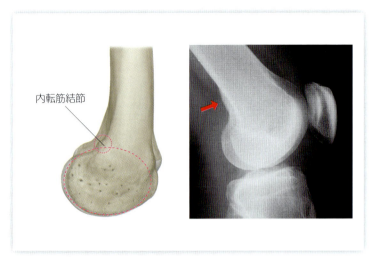

図9 ● 大腿骨内側顆　矢状面形態
内側顆は円形をしており，内側顆近位部には内転筋結節という骨隆起が存在する．

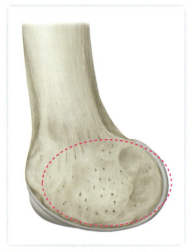

図10 ● 大腿骨外側顆　矢状面形態
外側顆は内側顆と比べ楕円形をしており，厚みがない．

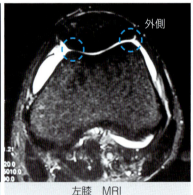

図11 ● 大腿骨遠位部の水平面像
大腿骨遠位部のCTやMRIの水平面画像を見るとき，外側顆前方が前に位置していることを理解していると，左右の判別がつきやすい．

れる骨の突起があり，ここに大内転筋の腱性部が停止している（図9）．一方，外側顆部は内側に比べて円形を押しつぶしたような楕円形をしており，内側顆に比べ薄い構造となる（図10）．

大腿骨を底面（遠位面）から見てみる．一見，馬の蹄のような形をしており内側顆と外側顆が左右対称に見えるが，これも内外側で違いがある．外側顆はまっすぐ前方に伸び，内側顆は外側顆に傾くような形をしている（図11）．このように，外側顆の前方部は内側顆よりも前方に突出しているため，CTやMRIの画像を見るとき，大腿骨底面は外側顆前方を頂点とした扇形（三角形）として捉えると左右を判別しやすい（図12）．また大腿骨

顆部は，この形状により膝蓋骨が外側に脱臼するのを防ぐ構造となっている．

さらに底面から外側顆を見ると，顆部中央に線のような陥凹部がある．これをlateral condyle notch（linea condylopatellar）と呼び，膝蓋大腿関節と大腿脛骨関節の境界線といわれている[3,4]（図13a）．lateral condyle notchは，なだらかな外側関節面を横切るように線が入っており，よく観察しないとわからない場合もある．

一方，内側顆にもmedial condyle notchが存在するが，外側と形状が異なる．medial condyle notchはlateral condyle notchと比べ前方に位置しており，膝蓋大腿関節面から大腿脛骨関節面へ

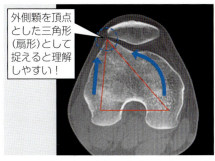

図12 ● 大腿骨遠位部　水平面大腿骨顆部

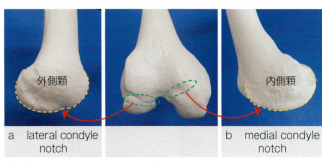

図13 ● condyle notch（右膝）

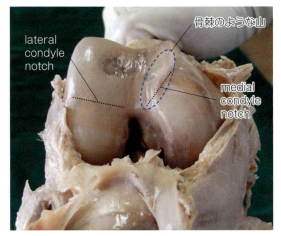

図14 ● condyle notch（右膝）

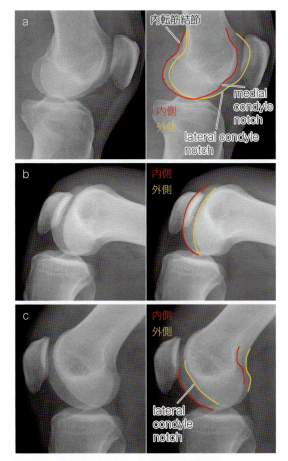

図15 ● 膝関節伸展位　矢状面X線画像

a　伸展位．X線像からも内転筋結節，内側と外側のcondyle notchが見える．しかし，これらは必ずしも映るわけではない．
b　屈曲位．内側顆の方がカーブがあり，外側顆はそれに比べ直線的である．
c　軽度屈曲位．内側顆の方がカーブが大きく，外側顆はそれに比べ直線的である．さらに外側顆中央にはcondyle notchが存在する．

急激に角度を変えて移行する（図13b）．このため，notchのすぐ前方に骨棘のような山が存在している（図14）．

このように大腿骨の内側顆と外側顆は，一見左右対称な形にも見えるが異なる部分が多々あり，これらのポイントに着目すると，大腿骨の左右を見分けることが容易となる．また，これらの知識をもっていると，非常に困難とされている矢状面のX線画像における，内側顆と外側顆の判別が可能となる（図15a, b, c）．

2　脛骨 tibia

脛骨を前額面上で正面から見てみる．このとき関節面を水平にすると，脛骨骨幹部は4〜5°内側に傾いている[1, 2]（図16）．ここで，膝関節の解

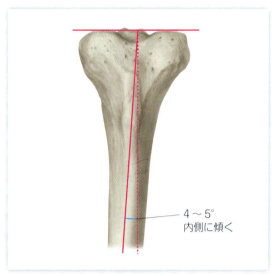

図16 ● 脛骨近位の前額面形態

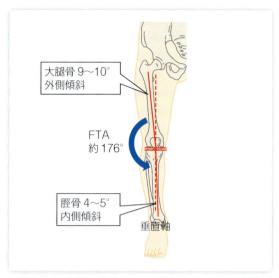

図17 ● 大腿脛骨角（femorotibial angle：FTA）

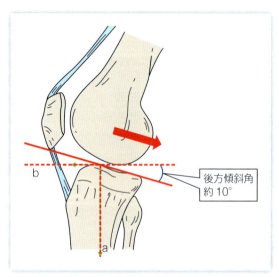

図18 ● 脛骨の後方傾斜角（矢状面）
脛骨垂直軸(a)の垂線(b)に対し，脛骨関節面は後方に傾いている（実線）．

剖軸である大腿脛骨角 femorotibial angle（FTA）について述べる．FTA は大腿骨と脛骨の長軸がなす角度であり，前額面における骨アライメントを示す角度である．成人日本人の正常値は175～178°[5, 6]とされ，女性の方がFTA は小さいとされている．膝関節面を床面に対して水平にしたとき，前述したように大腿骨の骨幹部が9～10°外側に傾いており，脛骨骨幹部は4～5°内側に傾いている．よって，図17のようにFTA は約176°となるのである．FTA は内反膝・外反膝を決定する因子であり，内反膝は180°以上，外反膝は170°以下[5, 7]とされている．FTA は膝変形の診断や，TKA（人工膝関節全置換術）やHTO（高位脛骨骨切り術）などの手術の際に膝の矯正角度を決定する際の基準となる．一般的に日本人はO脚変形が多く，脛骨の内側への傾きが大きくなりFTA は平均よりも大きくなる[8～10]．よって手術では脛骨側の角度を矯正することにより，FTA を適正な角度に調整することが多い．またX脚変形の場合，大腿骨の外側への傾きが大きくなりFTA は平均よりも小さくなる．よって手術では大腿骨の角度を矯正することにより，FTA を適正な角度に調整することが多い．

また，矢状面で見たとき脛骨骨幹部を垂直にすると，関節面は後方に傾斜している．この角度を後方傾斜角という（図18）．後方傾斜角は内側で約12°，外側で約9°といわれており，内側関節面の方がやや傾きが大きい．後方傾斜角が大きいほど，脛骨に対して大腿骨が後方に滑る力が強くなる．すなわち，膝に加わる相対的な前方剪断力が大きくなる．

脛骨関節面を矢状面で見てみると，内側と外側では大きく形状が異なっており，内側では凹状，外側では凸状を呈している（図19）．この形状は，

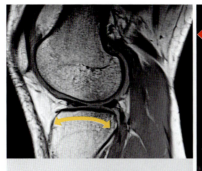
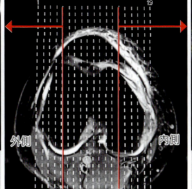
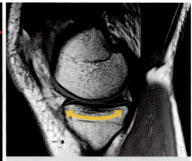

図19 ● 脛骨関節面（矢状面）
脛骨関節面は外側で凸状，内側で凹状である．

膝の内側と外側の関節面の安定性に大きく関与している．すなわち，内側の関節面は下凸のソケットの形をしており，外側の関節面は上凸のボールのような形をしている．この形状は荷重時の膝の安定性に密接に関係している．また，内側の後壁はしっかりと角張った形となっているが，外側の後壁はなだらかに後方へ落ち込むような形となっている（図20）．さらに矢状面のX線では，内外側顆の後壁は内側の方が最後方に位置するのが一般的である．これらは，後述するX線画像を読影する上で重要な情報となる．

脛骨関節面を前額面上で正面から見ると，内側顆と外側顆がある．内側顆は分厚い構造をしており，外側顆は腓骨と脛腓関節を形成するため薄い構造となっている．これは正面から見るとわかりにくいが，側方や後方から見るとその構造の差がわかりやすい（図21）．また，前額面上で後方から見ると，関節面の中央部に骨隆起が2つある．これを顆間隆起といい，内側の骨隆起を内側顆間結節，外側の骨隆起を外側顆間結節という．内外側の顆間結節は，前額面からは左右同じような山の形をして見える（図22）．しかし，矢状面から見ると左右の顆間結節は違った形状をしている（図23）．内側顆間結節は膝前十字靱帯（ACL）の付着部であり，前方から骨隆起が見られ，それが後方まで続く山脈のような形をしている．一方，外側顆間結節は膝後十字靱帯（PCL）の付着部であ

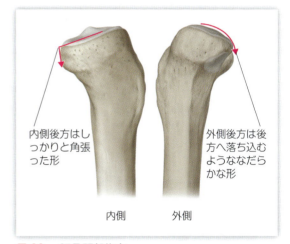

図20 ● 脛骨顆部後方

り，内側のように前方に骨隆起はなく，後方よりに隆起がある形である[11]．

脛骨関節面を上（近位面）から見てみる．中央の顆間隆起を境に，脛骨の関節面が内側と外側に分かれる（図24）．内側関節面は前後に長い大きな（楕）円形を呈している．一方，外側関節面は内側に比べ小さい円形を呈している．

さらに脛骨を前額面上で正面から見ると，関節面から遠位で，正中から少し外側に骨の突起がある（図25）．これを脛骨粗面という．脛骨粗面は膝完全伸展位における正中線から約10°外旋位にあり，脛骨粗面には膝蓋腱が停止する．脛骨粗面の約2横指外上方を斜走する骨隆起がある．こ

1 骨性構造　7

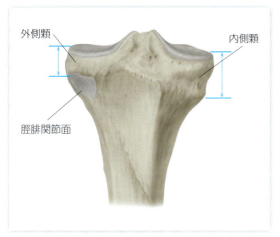

図21 ● 脛骨前額面上後方視
内側顆は分厚い構造をしており，外側顆は腓骨と脛腓関節を形成するため薄い構造となっている．

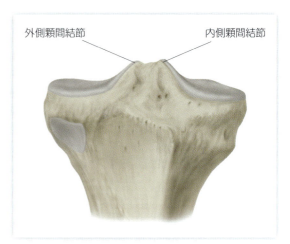

図22 ● 顆間結節　左脛骨後方視

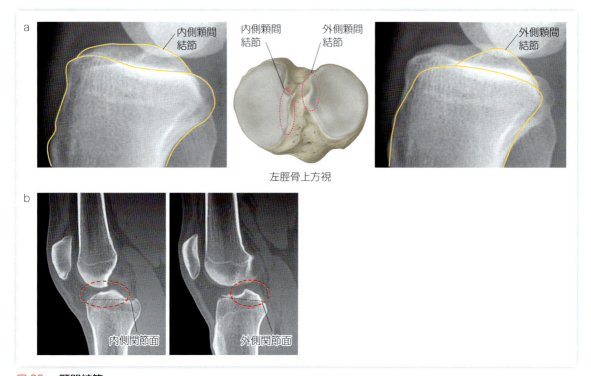

図23 ● 顆間結節
a　顆間結節の形状．内側顆間結節は前方から後方近くまで骨隆起が続き，外側顆間結節は後方よりに隆起がある形である．
b　CTで見る内外側顆間結節の違い．（左：内側顆間結節：前方に隆起がある，右：外側顆間結節：後方に隆起がある）

れをGardy（ガーディー）結節という．Gardy結節は腸脛靱帯の停止する部位である．さらに，Gardy結節の約2横指外下方に骨隆起があり，これが腓骨頭である．腓骨頭には外側ハムストリングスの共同腱と膝外側側副靱帯（LCL）が停止する．このように下腿近位の正中位から外側には骨隆起が3か所あり，それぞれに停止する腱が異なるため部位を間違えないように注意する．一

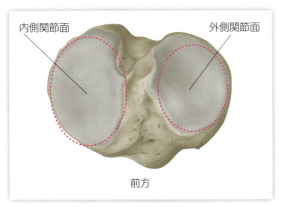

図24 ● 脛骨関節面　左脛骨上方視
内側関節面は前後に長く大きな(楕)円形をしている．一方，外側関節面は内側に比べ小さく円形をしている．

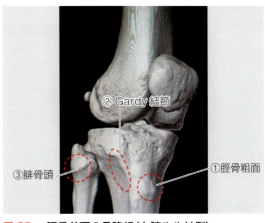

図25 ● 脛骨前面の骨隆起(右膝やや外側)
脛骨近位には正中位から外側に向かって3つの骨隆起がある．
正面から①脛骨粗面，その外側に② Gardy(ガーディー)結節，さらに外側に③腓骨頭がある．

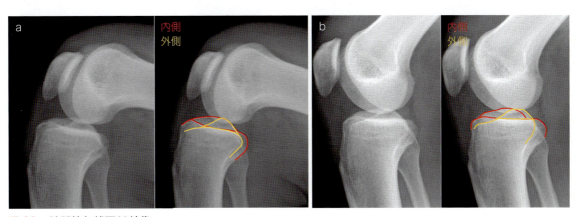

図26 ● 膝関節矢状面 X 線像
a　屈曲位，b　伸展位
脛骨の内外側を見分けるポイントは，顆部後壁の厚さ(内側が厚い)と位置(内側が後方)，関節面の凹と凸の違い(内側が凹)，顆間隆起の形状の違い(内側が前方から起こる)である．

方，内側には外側のような骨隆起はなく，これが脛骨の内外側を見分けるポイントとなる．

　以上のように脛骨の内側顆と外側顆は，一見左右対称な形にも見えるが異なる部分が多々あり，これらが単独で脛骨を見るときに左右を見分けるポイントとなる．これらの知識をもっていると，非常に困難とされている矢状面のX線画像における，内側顆と外側顆の判別が可能となる(図26)．

3　膝蓋骨 patella

　膝蓋骨は大腿四頭筋腱の中に含まれる，人体の中で最大の種子骨である．膝蓋骨はいわゆる「お皿」といわれている骨であるが，決して円形をしているわけではない．前方から膝蓋骨を見ると，下を凸にした逆三角形に見える(図27)．下の尖った部分を膝蓋骨尖，上の平たい部分を膝蓋骨底という．

　膝蓋骨の裏側には関節面があり，膝蓋骨の上方

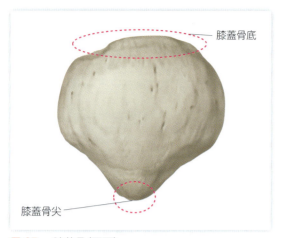

図27 ● 膝蓋骨（正面）
膝蓋骨は膝蓋骨尖を先端とした逆三角形様である．
正面から見て左右を見分けるのは，ほぼ不可能である．

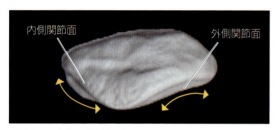

図29 ● 膝蓋骨（関節面）

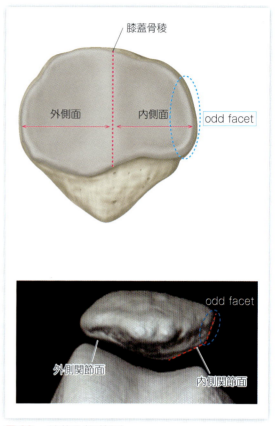

図28 ● 膝蓋骨（関節面）

2/3を占める．中央の山の部分を膝蓋骨稜と呼び，内側の関節面と外側の関節面を分けている．内側の関節面は二段階になっており，最も内側の関節面をodd facet（オッドファセット）と呼ぶ[12]．odd facetは膝関節の深屈曲時に，大腿骨顆間部と接する部分である（図28）．外側関節面は内側よりもやや広く，外側関節面で膝蓋骨が安定し外側へ脱臼することを防いでいる．また外側関節面は凹型を，内側関節面は凸型をしており，スカイラインビューで見るとわかりやすく，これが左右を判別する基準となる（図29）．

膝蓋骨の裏側下方1/3は関節面を形成しておらず，逆三角形の粗面が存在する．この部位には膝蓋腱が付着している．

2　膝関節の骨ランドマークの触診の流れ

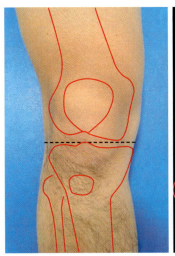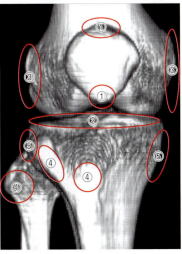

図30 ● 膝関節の骨ランドマークの触診の流れ
①膝蓋骨（全体・底・尖）⇒②膝関節裂隙⇒③大腿骨内側上顆・外側上顆⇒
④脛骨粗面，Gardy結節，腓骨頭⇒⑤脛骨内側顆・外側顆．

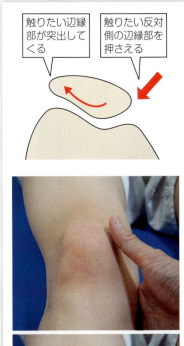

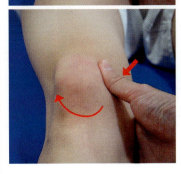

図31 ● 膝蓋骨　水平面

　膝関節を治療する上で，触診技術が必要不可欠になる．しかし，ただ闇雲に触っていても触診技術は進歩しない．ここでは，膝の重要なランドマークを確認しながら，治療に必要な触診手順を説明する（図30）．

1　膝蓋骨

　膝関節の完全伸展位で触診を開始する．膝蓋骨は大腿骨遠位の前面に位置しており，膝関節の触診の上で最も容易に触診でき，重要なランドマークとなる．

　膝蓋骨の辺縁部を触診するには，触りたい部位と反対側の辺縁部を中心・下方向に押し込むと，触りたい部位が浮いた形となり触診しやすくなる（図31）．膝蓋骨の触診で重要なのは被検者に力を抜いてもらうことである．力が入っていると膝蓋骨と膝蓋下脂肪体を覆っている膝蓋支帯が硬化し，膝蓋骨は動かず，辺縁部の触診が困難となる．

　膝蓋骨底は辺として捉え，膝蓋骨尖はやや尖った形で捉えることが重要である（図32）．なお，伸展位で大腿四頭筋に力を入れると膝蓋骨がやや縦長に大きくなったように見えるが，これは膝蓋骨やその遠位にある膝蓋下脂肪体を覆っている膝蓋支帯が硬くなったものである（図33）．

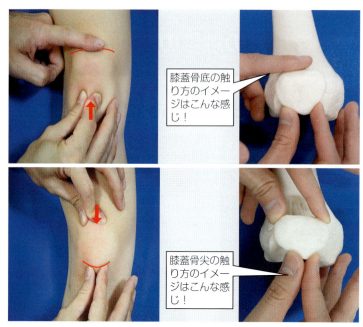

図32 ● 膝蓋骨底と膝蓋骨尖

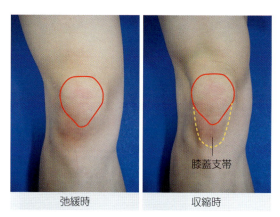

図33 ● 膝蓋支帯

大腿四頭筋に力を入れると膝蓋骨がやや大きくなったように見えるが，これは膝蓋骨や膝蓋下脂肪体を覆っている膝蓋支帯が硬くなったものである．

2 膝関節裂隙

　膝関節裂隙の把握は，治療や診断を行う上で必須事項である．例えば，半月板は関節裂隙に存在するため，損傷があれば裂隙の圧迫によって疼痛を誘発できる．また，膝前十字靱帯(ACL)は膝関節内に存在するためACL損傷の徒手検査では，裂隙を境として大腿骨と脛骨を動かし検査を行う．

　膝関節が完全伸展位の場合，関節がclosed pack positionになっているため，関節裂隙を体表から触診することは意外と難しい．しかし膝蓋骨の高位や低位は若干あるものの，関節裂隙はおよそ膝蓋骨尖の遠位1～1.5cm程度の位置にあることを覚えておくと関節裂隙を探す手がかりとなり(図34a)．臨床では，膝蓋骨尖の1横指から1横指弱の位置に裂隙があることを覚えておくと触診しやすい(図34b, c)．脛骨の後方傾斜があるが，そのまま側方へ指を水平移動させると内外側の裂隙を触診できる．

　関節裂隙は伸展位だとわかりにくいが，屈曲位にすると関節裂隙が開大し，脛骨プラトー前縁が突出してくるため容易に確認できる(図35a)．屈曲位での膝蓋腱を避けた脛骨プラトー前縁に両母指を当て，そのまま伸展位にしていくと，伸展位での裂隙の位置がわかる(図35b)．この方法で伸展位での関節裂隙の位置を確認するとよい．

図34 ● 関節裂隙
a 膝関節完全伸展位での関節裂隙は膝蓋骨尖から約1cm遠位部である.
b, c 臨床上,膝蓋骨尖の1横指から1横指弱の位置に裂隙があることを覚えておくとよい.

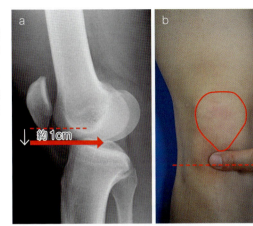

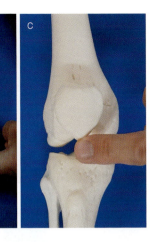

図35 ● 関節裂隙
a 屈曲位,b 伸展位

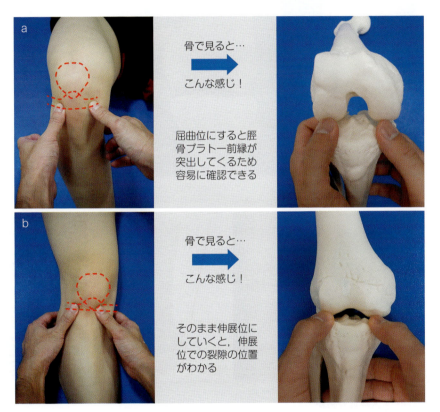

3 大腿骨内側顆・外側顆,内側上顆・外側上顆

膝関節の裂隙を触診した後に,裂隙に母指を当てたまま,示指で大腿骨の内側顆と外側顆の近位部を触診する(図36).大腿骨内側顆は示指にて内側の顆部を近位方向にたどっていくと,簡単に凹んでいる部分である内側顆近位部を触診できる(図37).一方,大腿骨外側顆は先ほどの内側顆と同じように触診しようとすると近位部の凹みを触診するのは難しい.なぜなら,硬い腸脛靱帯が

2 膝関節の骨ランドマークの触診の流れ 13

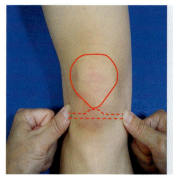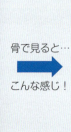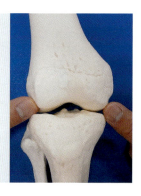

図 36 ● 大腿骨顆部の触診
大腿骨顆部の触診は，まず内外側の裂隙に母指を当てて開始する．

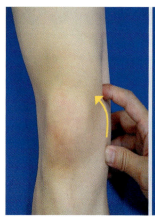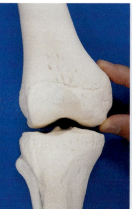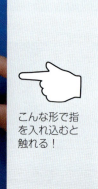

図 37 ● 大腿骨内側顆
大腿骨内側顆は示指にて内側の顆部を近位方向にたどっていくと，簡単に凹んでいる部分である内側顆近位部を触診できる．

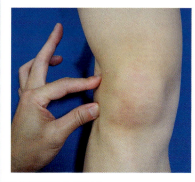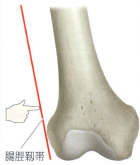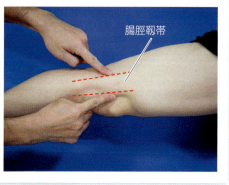

図 38 ● 大腿骨外側顆
大腿骨外側顆は先ほどの内側顆と同じように触診しようとするが，近位部の凹みを触診するのは難しい．なぜなら，硬い腸脛靱帯が外側顆の外側を覆っているからである．

外側顆の外側を覆っているからである（図 38）．腸脛靱帯は外側顆の真ん中 1/3 を覆っているため，腸脛靱帯をよけた前方と後方に外側顆近位部を触診することができ，腸脛靱帯の前方から顆部を触診した方がよりわかりやすい（図 39）．このように大腿骨の内側顆と外側顆を触診すると，内側顆の方が厚いことがわかる（図 40）．

内側上顆・外側上顆は顆部側面の後ろから 1/3 の突出した部分であり，側面から指を真っ直ぐに揃えて触ると容易に触診できる（図 41）．

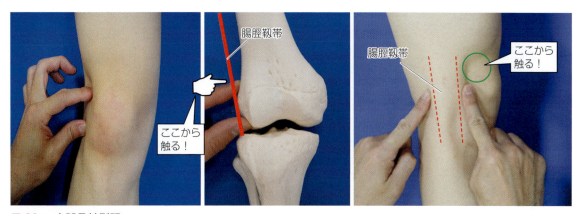

図 39 ● 大腿骨外側顆

大腿骨外側顆近位部は，腸脛靱帯の前方から顆部を触診した方がよりわかりやすい．

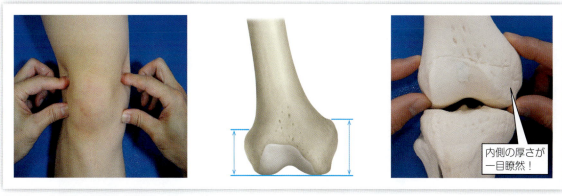

図 40 ● 大腿骨内側顆と外側顆の厚みの違い

図 41 ● 大腿骨内側上顆と外側上顆

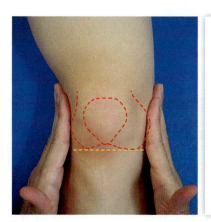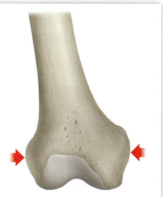

2　膝関節の骨ランドマークの触診の流れ

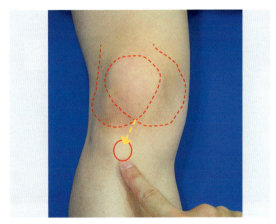

図 42 ● 脛骨粗面
脛骨粗面は膝を完全伸展位にしたとき，膝蓋骨尖から遠位・やや外側のはっきりとした骨隆起である．

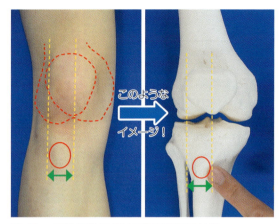

図 43 ● 膝伸展位における脛骨粗面の位置
脛骨粗面の正常な位置は膝蓋骨正中線と外側接線の中にあり，これよりも脛骨粗面が外側にあれば膝外旋位，内側にあれば膝内旋位と評価する．

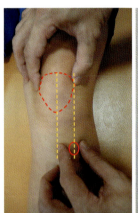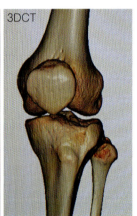

図 44 ● 臨床上よく見受けられる外旋膝

4 脛骨粗面，Gardy 結節，腓骨頭

　膝を完全伸展位にすると，膝蓋骨尖から遠位方向・やや外側にはっきりとした骨隆起がある（図 42）．これが脛骨粗面である．膝完全伸展位における脛骨粗面の正常な位置は膝蓋骨正中線と外側接線の中にあり（図 43），この範囲よりも脛骨粗面が外側にあれば膝外旋位，内側にあれば膝内旋位と評価する[13]．臨床上で多く見受けられる若年者の外旋膝では，足部が過度に toe out になっていることが多い（図 44, 45）．脛骨粗面は膝 90°屈曲位で膝蓋骨尖の真下である正中位に位置し

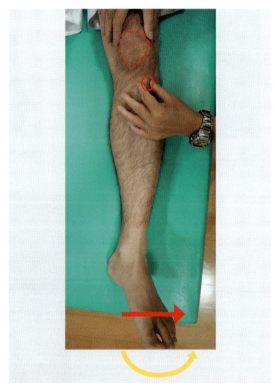

図 45 ● 外旋膝に多くみられる toe out
若年者の外旋膝では，足部が過度に toe out になっていることが多い．

（図 46），屈曲位での膝内外旋の評価として，この位置よりも脛骨粗面が外側にあれば膝外旋位，内側にあれば膝内旋位と評価する（図 47）．

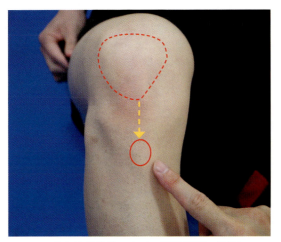

図 46 ● 膝90°屈曲位における脛骨粗面の位置
脛骨粗面は膝屈曲 90°で膝蓋骨尖の真下である正中位に位置する．

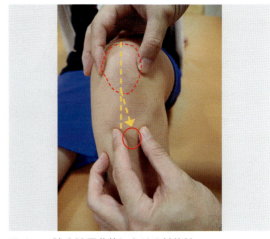

図 47 ● 膝90°屈曲位における外旋膝
膝屈曲 90°で脛骨粗面が膝蓋骨尖の真下よりも外側にあれば，その膝は屈曲位において外旋している．

図 48 ● Gardy（ガーディー）結節
Gardy 結節は，脛骨粗面の約 2 横指（約 3cm）外上方に斜めに走る骨隆起である．

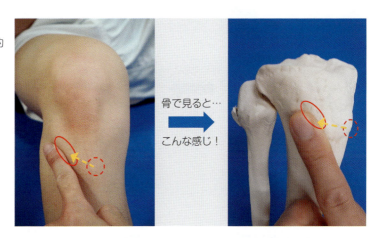

図 49 ● 腓骨頭
腓骨頭は，Gardy 結節の約 3 横指（約 5cm）外側のはっきりとした骨隆起である．

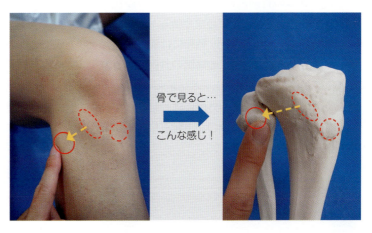

　脛骨粗面の約 2 横指（約 3cm）外上方に斜走する骨隆起がある．これが Gardy 結節である（図 48）．この Gardy 結節のさらに約 3 横指（約 5cm）外側にはっきりとした骨隆起を触れる．これが腓骨頭である（図 49）．

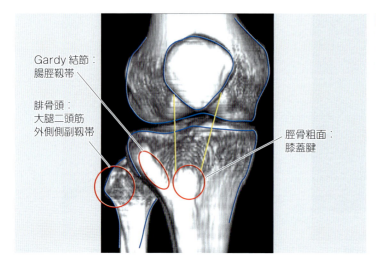

図50 ● 下腿近位の骨隆起に停止する筋・腱・靱帯

脛骨粗面には膝蓋腱が停止し，Gardy結節には腸脛靱帯が停止し，腓骨頭には大腿二頭筋腱の共同腱と外側側副靱帯が停止する．

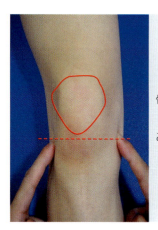
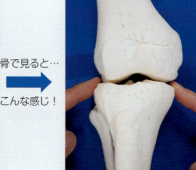

図51 ● 脛骨顆部の触診

脛骨顆部の触診は，まず内外側の裂隙に示指を当てて開始する．

　これら3つの骨隆起は筋や腱，靱帯の停止部となるため，確実な触診が必要となる．脛骨粗面には膝蓋腱が停止し，Gardy結節には腸脛靱帯が停止し，腓骨頭には大腿二頭筋腱の共同腱と外側側副靱帯が停止する（図50）．

　このように脛骨近位部の外側には骨隆起があるが，内側には骨隆起がないのが下腿近位部の特徴である．

5　脛骨内側顆・外側顆

　脛骨内側顆と外側顆は，裂隙に示指を当てたまま（図51），母指で遠位方向に触診していく．内側顆は内側裂隙から遠位方向に母指を進めると斜めに下る凹みを触診できる（図52）．

　一方，外側顆を触診するのは難しい．これは外側顆が小さく薄い構造をしていること，脛腓関節の腓骨頭の奥に脛骨外側顆が存在すること，外側には腸脛靱帯やLCLなどの硬い靱帯が走行していることが関係している．このような種々の構造的な問題により，外側顆は触診しにくいため，腓骨頭の近位深部を外側顆と見なしてよい（図53）．このように内側顆と外側顆を触診すると，内側顆の方が厚いことがわかる（図54）．

　以上，この順序で触診していけば膝関節の重要な骨ランドマークの触診を習熟しやすくなる．そしてこれに慣れていけば，いずれは各ポイントを即座に触診できるようになると思われる．

図52 ● 脛骨内側顆

内側顆は内側裂隙から遠位方向に母指を進めていくと斜めに下る凹みを触診できる．

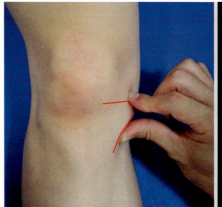
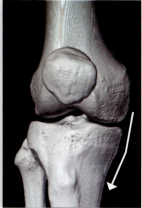

図53 ● 脛骨外側顆

外側顆は腓骨頭の奥に存在し，触診しにくいため，腓骨頭の近位部奥を外側顆と見なしてよい．

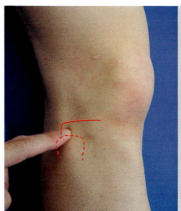
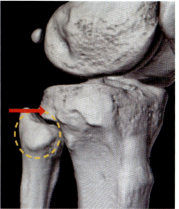

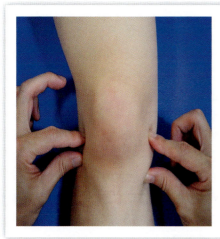
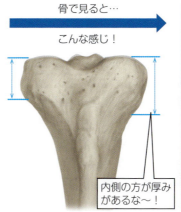
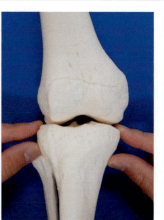

骨で見ると…
こんな感じ！

内側の方が厚みがあるな〜！

図54 ● 脛骨内側顆と外側顆の厚みの違い

2　膝関節の骨ランドマークの触診の流れ

3 筋性構造

次に膝関節周囲の筋群の筋性構造について説明する．原則として筋の走行は，起始から停止に向かって直線的であるため前項での骨性構造を理解していれば，おのずと筋肉は触診が可能となる．ただし，直接的に触診できる筋は表層の筋群のみであり，深層にある筋は表層筋を介して間接的に触診・治療することとなる．

以下に膝の運動療法に際し重要となる膝周囲の筋について，臨床において必要な知識を述べる．なお，筋線維の走行を起始から停止へ矢印で示してある．この矢印を筋収縮のイメージとして把握していただきたい．そして求心性収縮は非荷重位で多くみられ，矢印と逆の方向へ短縮していき，逆に遠心性収縮は荷重位で多くみられ，筋収縮は生じているものの，矢印の方向へ伸長していくことを理解することが臨床において重要となる．

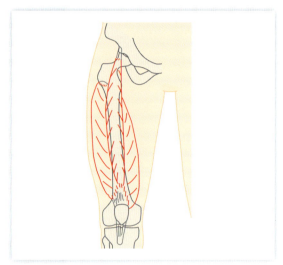

図55 ● 大腿四頭筋

1 大腿四頭筋

大腿四頭筋は内側広筋，中間広筋，外側広筋，大腿直筋の4つの筋の総称であり，最も重要な膝関節の伸展筋である（図55）．大腿四頭筋は膝の伸展筋であることから，大腿部の前面に位置するイメージがある．しかし実際には，まず中間広筋が最も深層に位置し大腿骨前面を包んでいる．次に，内側広筋と外側広筋は大腿骨の後面から起始し大腿骨と中間広筋を包むように走行し，大腿前面で大腿直筋と合流している．このように大腿四頭筋は大腿骨前面ではなく，後面から大腿骨全体を包むように存在していることをイメージしながら臨床に臨むと治療に応用しやすい（図56）．

1．内側広筋

内側広筋は大腿骨後面にある粗線の内側唇から起始し，膝蓋骨の近位で共同腱を形成し，膝蓋骨を介し膝蓋腱として脛骨粗面に停止している（図57）．内側広筋の遠位部は斜走線維と呼ばれ，大内転筋腱を起始部とし，膝蓋骨内側縁や内側膝蓋支帯と合流する．

内側広筋は膝伸展域で活動が高まる筋で，大腿四頭筋の中でも，膝の外傷後や術後に萎縮などの影響を最も受けやすい．このため，運動療法では最もターゲットとなる筋である．また臨床において膝の外傷・障害を生じる場合，大腿骨に対し脛骨が外旋位を呈していることが多い．このことから治療において，膝を内旋方向へ誘導することが基本となりやすい．内側広筋（斜走線維）は筋膜としての停止部が膝蓋骨内側縁や膝蓋腱内側にまで及んでいるため膝を内旋させる作用もあり，膝の外旋化を防ぐ臨床上最も重要な筋となる（図58）．

2．外側広筋

外側広筋は大腿骨後面にある粗線の外側唇から起始し，外側から中間広筋を包むように遠位方向へ走行する．膝蓋骨の近位で共同腱を形成し，膝蓋骨を介し膝蓋腱として脛骨粗面に停止している（図59）．また外側広筋は大転子の遠位部からも起始しており，大腿骨の近位・外側からも起始している．外側広筋の遠位部は斜走線維と呼ばれ，

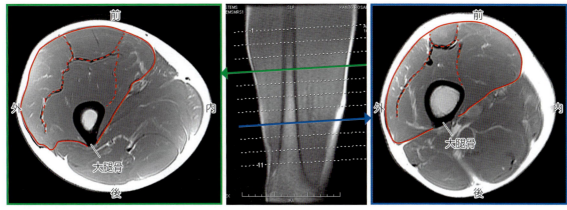

図 56 ● 大腿四頭筋（右側）
大腿四頭筋は大腿骨後面から大腿骨全体を包むように存在している．

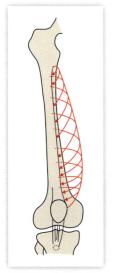

図 57 ● 内側広筋

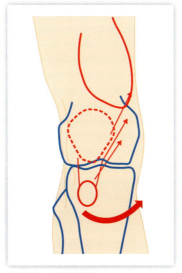

図 58 ● 内側広筋
内側広筋は停止部が膝蓋骨内側縁や膝蓋腱内側にまで及んでいるため膝を内旋させる作用があり，膝の外旋化を防ぐ役割を持っている．

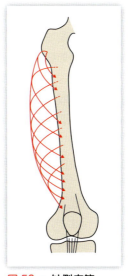

図 59 ● 外側広筋

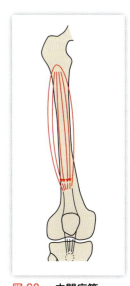

図 60 ● 中間広筋

腸脛靱帯を起始部とし，膝蓋骨外側縁や外側膝蓋支帯と合流する．

　外側広筋は筋膜の他に大腿筋膜（腸脛靱帯）により包まれる形で存在する．このため，大腿筋膜張筋の緊張や腸脛靱帯の滑走性低下などにより筋緊張が高まり，疼痛を生じることもある．また，外側広筋の過剰な活動は膝の外旋化を助長し，膝の障害発生の一因となりうる．このため，外側広筋の過剰な活動や筋緊張の亢進には十分注意する必要がある．臨床上，外側広筋を単独でトレーニングする機会はほとんどないと思われる．

3. 中間広筋

　中間広筋は大腿骨に沿って大腿直筋の深層に位置する．このため，中間広筋を直接触診することは難しい．中間広筋は大腿骨の前面の近位 3/4 ～ 2/3 に起始し，膝蓋骨の近位で共同腱を形成し，膝蓋骨を介し膝蓋腱として脛骨粗面に停止する（図 60）．

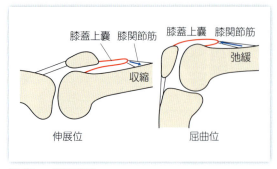

図61 ● 膝関節筋
中間広筋の遠位部からは膝関節筋が存在し，膝蓋上囊に付着している．

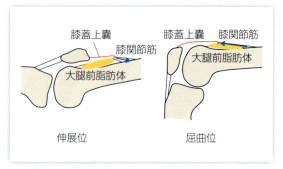

図62 ● 大腿前脂肪体
大腿遠位部では，中間広筋と大腿骨の間に大腿前脂肪体(prefemoral fat pad)という脂肪体があり，これが膝屈伸時に潤滑油の役割をしている．

　中間広筋は最深部で大腿骨を包んでいるため，この筋が硬化すると膝関節の屈曲可動域が制限されやすい．中間広筋の遠位部は膝関節筋に繋がっており，膝蓋上囊に付着している(図61)．膝関節筋は膝伸展時に中間広筋とともに収縮し膝蓋上囊を近位に引き込み，スムーズな伸展運動を促す．そのため中間広筋に短縮などが生じた場合，膝関節筋も硬化・短縮しやすくさらに関節可動域制限が生じやすくなる．

　また，大腿遠位部では，中間広筋と大腿骨の間に大腿前脂肪体 prefemoral fat pad という脂肪体があり，これが膝屈伸時に潤滑油の役割をしている[14](図62)．障害や外傷による炎症や，固定期間が長いと，中間広筋の硬化・短縮とともにこの大腿前脂肪体が硬化し，中間広筋と大腿骨の間に癒着が生じやすい．

　以上のように中間広筋は，大腿部の深部に存在することから脂肪体や関節包と隣接しており，膝関節屈伸をスムーズに行うための機能を兼ね備えている．

4. 大腿直筋

　大腿直筋は大腿四頭筋の中で唯一の二関節筋であり，内側広筋と外側広筋に挟まれるように位置する．下前腸骨棘から起始し，大腿部前面の最表層を走行し，膝蓋骨の近位で共同腱を形成し，膝蓋骨を介し膝蓋腱として脛骨粗面に停止する(図63)．二関節筋であることから，大腿前面の筋で肉離れを発症する場合，ほとんどが大腿直筋である．

　大腿直筋は二関節筋であることから，他の広筋群の活動を代償することが多い．したがって臨床上は，大腿直筋の筋活動を抑制しながら広筋群(特に内側広筋)の筋活動を賦活することに留意しなければならない．

2　大腿筋膜張筋(腸脛靱帯)

　大腿筋膜張筋は上前腸骨棘を起始部とし，大腿の前外側の近位部に位置する．大腿筋膜張筋の遠位では大腿筋膜となり，そのまま大腿外側を遠位に走行する．大腿筋膜は膝関節の外側で視覚的にも明らかに分厚い構造の筋膜である腸脛靱帯となり，膝関節を跨いで Gardy 結節へ停止する(図64)．大腿筋膜張筋の筋腹は起始から股関節周囲までであり，それより遠位は他の大腿部を包んでいる大腿筋膜と一体化し，後方では外側広筋を包み込むように存在している．よって実際には図64のように1本の筋・筋膜・靱帯というユニットには見えず，大腿筋膜の中に大腿筋膜張筋の筋腹が存在して見える．また大腿筋膜張筋は，その走行から筋膜としての停止部が脛骨となるため二関節筋となる．そのため，股関節では屈曲・外転筋として，膝関節では伸展筋として働く．

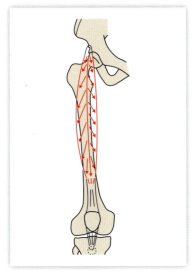
図63 ● 大腿直筋

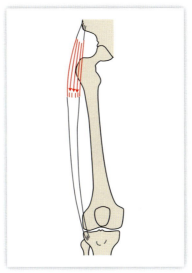
図64 ● 大腿筋膜張筋

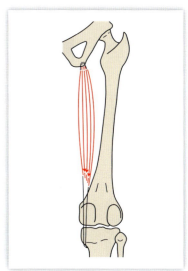
図65 ● 半腱様筋

　臨床上，大腿四頭筋や腸腰筋がうまく使えない場合，その代償筋として大腿筋膜張筋を使うことが多い．この結果，大腿筋膜の緊張が高まり，大腿筋膜によって包まれている外側広筋の緊張も高まることが多い．また膝外側の腸脛靱帯の張力が高まることにより，膝外側部の軟部組織も炎症・硬化しやすく，膝の外旋化の原因となりやすい．このように大腿筋膜張筋の過度な緊張や短縮は膝関節を中心とした下肢全体に悪影響を及ぼす．よってこの筋を意図的に鍛えることはきわめて少ない．むしろ過剰に使用することにより高まった筋緊張を下げることが多い筋である．

3 内側ハムストリングス

　内側ハムストリングスは膝関節の屈曲筋であり，半腱様筋と半膜様筋の2つの筋の総称である．半腱様筋は坐骨結節より，大腿二頭筋長頭との共同腱として起始し，脛骨粗面の内下方に鵞足として停止する（図65）．半膜様筋は同じく坐骨結節より起始し，停止部は脛骨内側顆後面，脛骨内側顆内側面，斜膝窩靱帯，膝関節後方の関節包，内側側副靱帯，内側半月板と広範囲に及ぶ．つまり，内側関節面の後方から，あらゆる方向に広がりながら停止している（図66）．このため，半膜様筋の停止部は膝関節内側後方の重要な安定機能を担っている．また，半膜様筋は半腱様筋に比べてレバーアームが短くなり，屈曲筋としての出力を発揮しにくい．膝の深屈曲域での屈曲運動を半腱様筋の筋出力に依存するのはこのためである．さらに半腱様筋は，停止部が膝前内側の鵞足部であるために強力な内旋作用を有する（図67）．

　膝関節付近では，半腱様筋が半膜様筋を上から押さえつけるように走行している．両筋とも大腿骨内側顆部の後方を走行しているため，両筋に筋緊張の亢進や短縮があった場合，膝関節の伸展制限につながる．膝関節の外傷後や術後などの炎症の強い時期に，疼痛を避けるためハムストリングスの防御的な筋収縮を生じることが多い．この時の防御的な収縮は外側ではなく内側のハムストリングスに生じることがほとんどである．

　半腱様筋はその走行と停止部から，膝の屈曲・内旋筋となる．このため半腱様筋は，膝の正常運動を導き，膝の外旋化を防ぐ極めて重要な役割を果たしている．このような理由から臨床上，膝後面筋トレーニングのターゲットとなる筋は半腱様筋となることが多い．

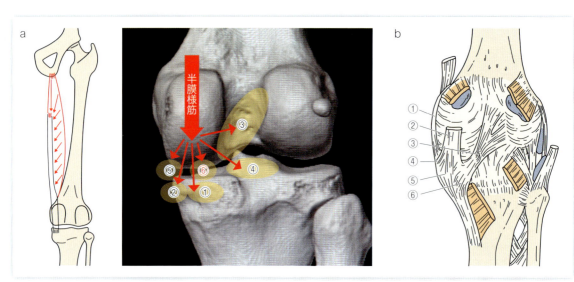

図66 ● 半膜様筋と後内側構成体
a 半膜様筋は坐骨結節より起始し，停止部は①脛骨内側顆後面，②脛骨内側顆内側面，③斜膝窩靭帯，④膝関節後方の関節包，⑤内側側副靭帯，⑥内側半月板と広範囲に及ぶ．
b 後内側構成体：① MCL，②半膜様筋（SM），③斜膝窩靭帯（SM腱の延長部），④脛骨付着部（anterior arm），⑤ MCLの下から脛骨へ（direct arm），⑥斜膝窩靭帯へ（distal expension）

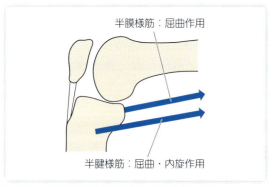

図67 ● 半腱様筋と半膜様筋の停止部の違い

4 外側ハムストリングス

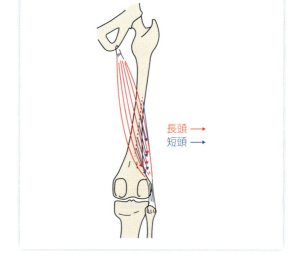

図68 ● 大腿二頭筋

　外側ハムストリングスは膝関節の屈曲筋であり，大腿二頭筋の長頭と短頭の2つの起始を持つ筋の総称である．大腿二頭筋長頭は坐骨結節から起始しており，起始部では半腱様筋と共同腱を形成している．短頭は大腿骨後方の粗線外側唇から起始しており，ハムストリングスの中で唯一の単関節筋である．長頭と短頭は膝関節付近で合流し，共同腱を形成し，腓骨頭に停止する（図68）．
　膝関節付近では大腿骨顆部の外側を走行しているため，内側ハムストリングスと比べると大きな伸展制限の因子とはなりにくい．しかし，強力な膝の外旋筋であるため，この筋の過剰な収縮や短縮は膝の外旋化を助長する．さらに，膝屈曲時に

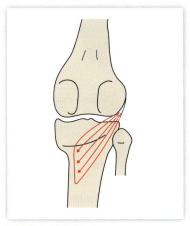

図69 ● 膝窩筋

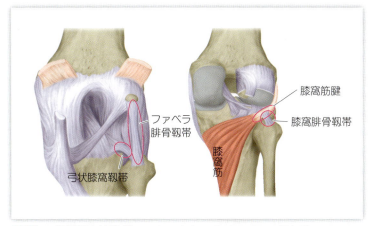

図70 ● 後外側支持機構 posterolateral structure（PLS）

おいて，内側ハムストリングスよりも外側ハムストリングスの筋収縮の方が容易である．おそらくこれは膝の内旋可動域よりも外旋可動域が大きいことが理由だと思われる．この傾向は膝外傷後・術後の症例も同様であり，外側ハムストリングスを使って膝を屈曲することが多い．

臨床上，膝の障害が多いのは圧倒的に外旋膝である．このため，外側ハムストリングスの過剰な収縮を抑制することが治療上きわめて重要となる．

5 膝窩筋

膝窩筋は脛骨後面のヒラメ筋線の近位側から起始し，大腿骨外側上顆の遠位（LCL 起始部の遠位）に停止する（図69）．膝窩筋は下腿近位部の深層に位置するため，筋腹を直接触れることは困難である．

膝窩筋はその走行から膝関節の内旋筋となり，内側ハムストリングス（特に半腱様筋）とともに，膝関節を内旋方向に誘導させるための重要な筋である．しかし，随意的に膝窩筋のみを単独収縮させ，下腿を内旋させることは難しい．

臨床上，膝の障害が多いのは外旋膝であるが，下腿が外旋された場合，膝窩筋が伸長ストレスを受けて疼痛を生じることが多々みられる．疼痛部位として多くみられるのは，膝関節外側後面の膝窩筋腱部である．この部位は後外側支持機構（図70）（PLS）として，下腿の外旋ストレスを止める働きをしているが，膝窩筋との摩擦・伸張ストレスにより軟部組織に炎症を生じていると思われる．

6 腓腹筋

腓腹筋は内側頭と外側頭に分けられ，起始は大腿骨顆部の後方，停止部はヒラメ筋との共同腱としてアキレス腱を形成し踵骨に停止する（図71）．腓腹筋で重要なのは，内側頭と外側頭の起始部の違いを理解することである．

腓腹筋外側頭は大腿骨外側顆の後面に起始している．一方，内側頭は大腿骨内側顆の近位・深部から起始している．つまり，外側頭に比べ内側頭の方が深層に入り込んでいる形になる（図72）．膝関節を最終伸展するとき，腓腹筋起始部の伸張性が必要となるが，内側頭の方がより深層に入り込むため，内側頭の硬化は完全伸展の妨げとなりやすい．また，後述する膝関節の可動域 ex. や筋力 ex. の時には，腓腹筋が膝関節に与える影響を十分理解する必要がある．

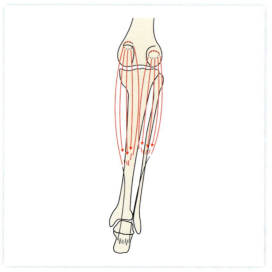

図71 ● 腓腹筋

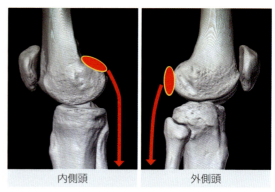

図72 ● 腓腹筋内側頭と外側頭の起始部の違い

腓腹筋外側頭は大腿骨外側顆の後面から，内側頭は大腿骨内側顆の近位・深部から起始している．つまり，外側頭に比べ内側頭の方が深層に入り込んでいる．

4 膝関節の運動学

ここまで骨性構造と筋性構造について述べたが，その骨が筋によってどのような運動をするのか，また膝関節の正常運動とは何なのかをこの項で述べたい．

膝関節は，人体の関節の中で最も大きい関節である．図73 は膝伸展 0°から 30°ごとに屈曲させた X 線写真の矢状面像である．その運動は屈曲・伸展を主とし，一見単純な運動に見える．しかし，その中身は非常に複雑であり，骨形態や筋，靱帯，軟部組織などが複合的に関与している．膝関節疾患に対する臨床において，この運動を理解することが治療の基盤となる．

Iwaki ら[15]は屍体膝の，Johal ら[16]は生体荷重膝の屈伸時の膝の運動形態を報告している（図74a,b）．これらの報告によると完全伸展位（伸展 5°）から屈曲 120°までは，空回り運動（slipping）と転がり運動（rolling）の比率は若干異なるものの，同じような運動形態をしており，完全伸展位から屈曲するに伴い大腿骨の内側顆を中心軸とした medial pivot 運動が起こっていた．すなわち屈曲に伴い，脛骨上を大腿骨が外旋運動しているということであり，逆に捉えると大腿骨に対し脛骨は内旋運動をしているということである．

われわれセラピストが治療にあたる場合，大腿骨に対して脛骨を操作することが圧倒的に多い．よって膝関節を伸展位から屈曲するときには，脛骨は内側を軸とし，脛骨の外側顆のみが前方に出てくるような形で内旋することをイメージしながら操作する（図75a）．一方，屈曲位から伸展するときには，脛骨は内側を軸とし，脛骨の外側顆のみが後方に移動するような形で外旋することをイメージしながら操作する（図75b）．なお臨床上，大腿骨に対し脛骨が外旋することを「膝の外旋」と

1 大腿脛骨関節 femorotibial joint（FT 関節）

大腿脛骨関節では屈曲とともに，脛骨上を大腿骨顆部がロールバックすることが知られており，脛骨に対し大腿骨が転がりながら後方へ移動している．しかしながら関節の内側と外側では，その運動形態は全く異なっている．

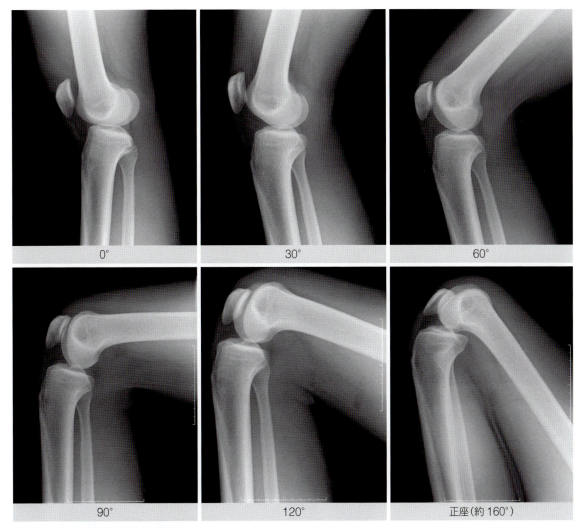

図73 ● 膝の運動（矢状面X線像）

いい，大腿骨に対し脛骨が内旋することを「膝の内旋」という．

　内側と外側をそれぞれみてみると，大腿骨内側顆の中心軸は脛骨上をあまり後方移動していない．すなわち，内側では屈曲時に大腿骨の空回り運動（slipping）の要素が強いことがわかる（図76a）．逆に，大腿骨外側顆の中心軸は屈曲に伴い，脛骨上を大きく後方移動している．すなわち，外側では屈曲時に大腿骨の転がり運動（rolling）の要素が強いことがわかる（図76b）．

　この運動の違いには，内側と外側の関節面における骨形態の違いが大きく関与している．内側関節面では，脛骨は下凸の形状をしておりソケットの役割をしている．すなわち，大腿骨と脛骨はボール＆ソケットの関係にあり，安定した荷重関節を構成している（図77）．この構造から，内側の関節運動は凹凸の法則に従い，図76aのように屈伸時に大腿骨内側顆が求心位を取ることができるため，空回り運動が有意となるのである．

　一方，外側の関節面では，脛骨は上凸の形状をしており，いわばボールの形をしている．すなわち，大腿骨と脛骨の関係はボール＆ボールの関係となり，非常に不安定な荷重関節を構成している（図78）．この構造のため屈曲に際し，図76bの

4　膝関節の運動学

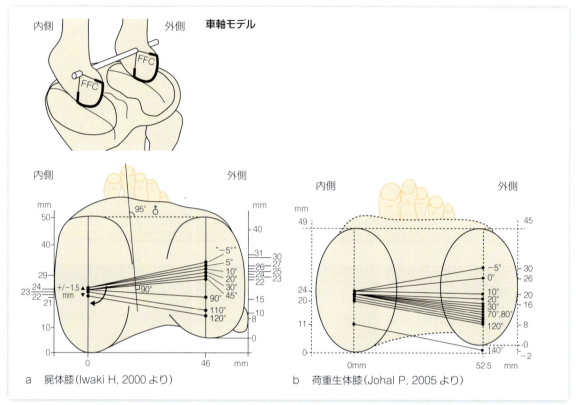

図74 ● 大腿脛骨関節の動き
大腿骨顆部を平面円形に見立て，その中心を運動軸にしている．屍体膝，生体膝とも同様の運動形態をしており，内側を軸とした medial pivot 運動をしていた．

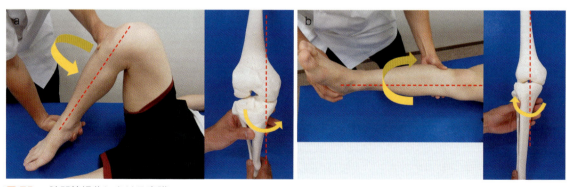

図75 ● 膝関節操作における意識
a　膝の屈曲運動と内旋，b　膝の伸展運動と外旋

ように脛骨上を大腿骨が転がり落ちるような形となり，転がり運動が有意となるのである．

このように，膝の屈伸時にはこの内外側の2つの運動が同時に起こっているのである．言うなれば大腿骨の動きは，車いすの片側の車輪だけ止めておいて反対側を前後に動かすような，内側を軸としたピボット運動を脛骨上で行っているのである（図79）．この結果として，膝の屈曲時には常に大腿骨に対する脛骨の内旋運動が，伸展時には常に脛骨の外旋運動が生じているのである．

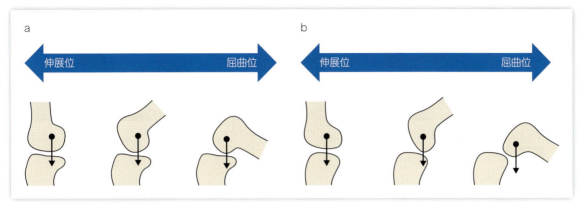

図76 ● 内側と外側の運動の違い
a 内側関節面：空回り(slipping)が有意となり，安定した荷重関節である．
b 外側関節面：転がり(rolling)が優位であり，非常に不安定である．

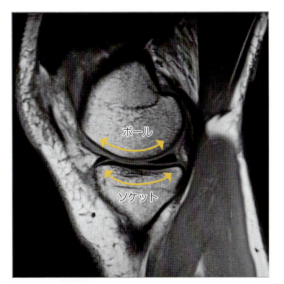

図77 ● 内側関節面

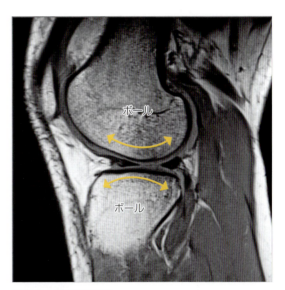

図78 ● 外側関節面

図79 ● 膝関節運動のイメージ

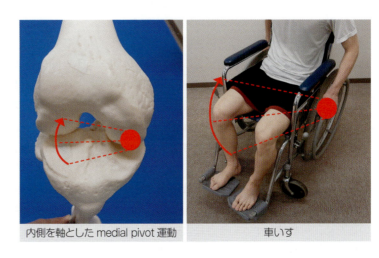

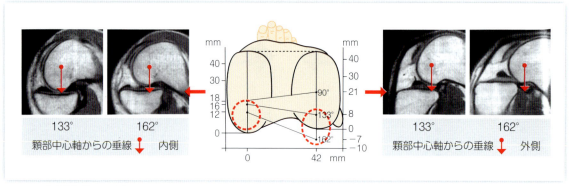

図80 ● 深屈曲位での kinematics
(Nakagawa S, 2000)

　さらに，日本には古くから正座の文化があり，その動作獲得のため深屈曲位の獲得が求められてきた．Nakagawaらは自動屈曲90°，自動最大屈曲(133°)，他動最大屈曲角度(162°；正座)における脛骨上での大腿骨の運動軸の報告をしている[17]．その結果，90°から162°までの屈曲で内側顆の中心軸は6mmほど後方移動しており，常に中心軸は脛骨上に位置していた．すなわち，内側関節面は深屈曲位においても安定した荷重関節であるといえる．一方，外側顆の中心軸は90°から133°までの屈曲で，すでに約13mmも後方移動しており，133°から162°ではさらに約15mm後方移動していた．このとき外側顆の中心軸は脛骨関節面から完全に後方に逸脱しており，いわば亜脱臼のような状態になっていた(図80)．しかしながら，これらの運動は正座を目的とした深屈曲を獲得するための必須要素であり，深屈曲が獲得できない膝はこの運動ができていないことが多い．とりわけ屈曲における脛骨外側顆の前方移動(大腿骨外側顆の後方移動)ができていないことが多く，臨床上これを改善すると即座に深屈曲位を獲得できることを多く経験している．
　また深屈曲域では，内側関節面では半月板後節の上に大腿骨が乗り上げる lift off (lift away) 現象を生じる．これは，内側半月板は関節包や内側側副靱帯(MCL)などで強固に脛骨に固定されているため，可動性が小さいことによって生じる現象である．これに比べ，外側関節面では半月板後節も脛骨関節後方に滑り落ちる形になっている．これは，外側半月板は膝窩筋腱裂溝などの存在より関節包が密に付着していないことや，外側側副靱帯(LCL)とも付着しておらず，内側半月板に比べて周りの軟部組織との結合がルーズであり，可動性が大きいことによって生じる現象である．このような内側・外側半月板の可動性の特性も，正座の獲得には必要であることを理解しておかねばならない(図81)．
　一方，膝関節屈伸運動時における大腿骨と脛骨の接触点の移動は，ここまで述べてきた顆部の中心軸の移動形態とは少し異なる．すなわち内側・外側とも同様に，完全伸展位では脛骨の前方で接触し，屈曲するに伴い接触点が後方へ移動していく[18](図82)．半月板は脛骨上に固定されているため，屈曲時には大腿骨顆部と半月板後節が接触し，伸展域では大腿骨顆部と半月板前節が接触することとなる．このように，顆部の中心軸の動きと顆部と脛骨との接触面は一致しない．特に内側の中心軸は動きが少ないため，中心軸と接触点とのギャップが大きくなることを理解しておく必要がある(図83)．臨床上，半月板の中・後節を縫合した場合の深屈曲の早期獲得を避けること，前節の縫合時に早期からの過剰な伸展訓練を避けることが原則となるが，これはこの脛骨と大腿骨の顆部との接触点の関係から考えられることである．
　図84は正座時の矢状面上の膝X線画像であ

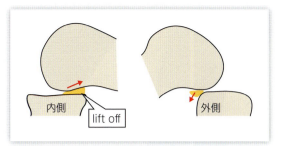

図 81 ● 深屈曲位での顆部と半月板の関係（内側と外側の違い）

深屈曲位では，内側顆は半月板後節部の上に乗り上げる形となり，その結果関節面が離開する lift off（lift away）という状態となる．外側顆は半月板後節ごと脛骨関節面から後方へ滑り落ちる形となる．
(Nakagawa S, 2000)

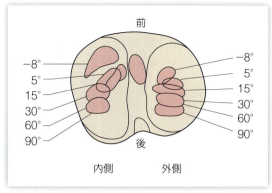

図 82 ● 脛骨関節面での大腿骨顆部の接触点
(戸松，1978)

図 83 ● 大腿骨顆部の動きと接触点

伸展位では大腿骨は脛骨の前方に乗り上げるため接触点は前方にあり，後方で間隙が生じる．屈曲に伴い接触点は後方に移動するが，顆部の軸は移動せず，両者の動きに違いが生じる．a の伸展位では，中心軸と接触点の位置は離れており，b の屈曲位では中心軸と接触点の位置は一致している．
(Pinskerova V, 2004)

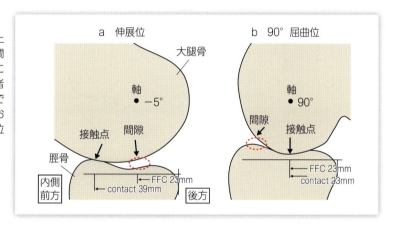

図 84 ● 正座の X 線像

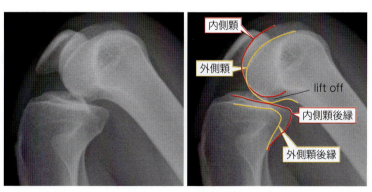

る．臨床上，正座で X 線画像を撮影することはほとんどないが，これまでの深屈曲の運動学を理解していれば，正座時の内側と外側の位置関係の違いや lift off 現象なども読み取れる．

最後に最終伸展時の運動に関して説明する．骨性構造の項で前述したように，大腿骨の内外顆関節面には condyle notch と呼ばれる溝のような線がある（図 85）．伸展運動時には大腿骨関節面に対し脛骨が前方に移動する形となるが，最終伸展時に脛骨上にある半月板の前節がこの condyle notch の位置まで前方移動してくる（図 86a, b）．したがって，condyle notch は最終伸展時に半月

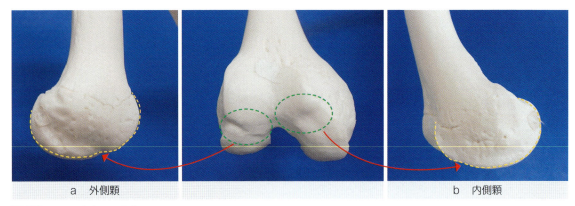

図85 ● condyle notch
a 外側顆　　b 内側顆

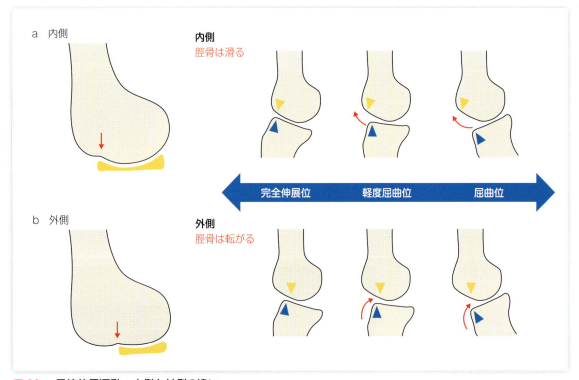

図86 ● 最終伸展運動：内側と外側の違い
a　内側半月板前節は顆部の前方にある medial condyle notch と接触する．
b　外側半月板前節は顆部の中央にある lateral condyle notch と接触する．

板の前節とぶつかるようにして関節面を形成していると考えられる．大腿骨を底面から見た場合，medial condyle notch は顆部の前方に，lateral condyle notch は顆部の真ん中に位置している．すなわちこの部分まで半月板（＝脛骨）が前方移動してくるということであり，最終伸展域では大腿骨に対し，脛骨は外旋位になることがわかる（図87）．また，屈曲約15°位から完全伸展位までの最終伸展運動においては，外側の脛骨顆部は lateral condyle notch から前方に動かず軸回旋をしており，内側の脛骨顆部のみ最終伸展位まで前方移動を続けている．これが最終伸展域における脛骨の外旋であり，screw home movement と呼ばれる現象である（図88）．佐藤らの報告でも，健

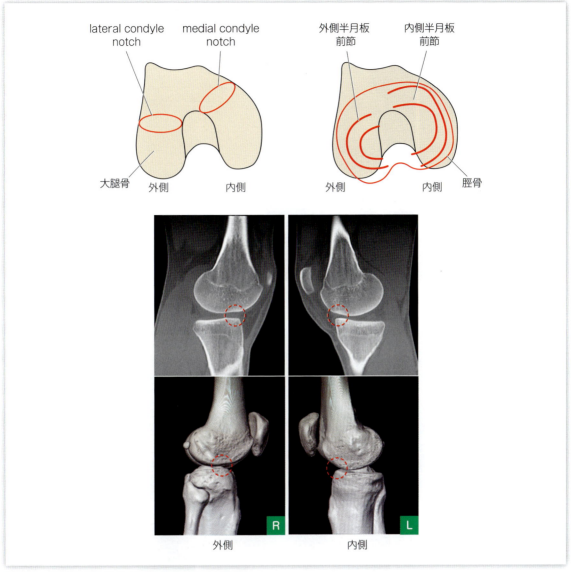

図 87 ● 最終伸展位での大腿骨と脛骨の位置関係

常膝では最大伸展位から軽度屈曲位までの運動時の回旋中心は，中心からやや外側位に存在しlateral pivot運動を示すと報告している[19]．このように最終伸展域での外旋運動は正常運動として認識されているが，実際に障害を持っている膝は過度な外旋位を呈していることが多い．そのため臨床においては，screw home movementを意識して最終伸展時に外旋運動を誘導するような場面はほとんどない．

さらに0°以上に過伸展している膝に関しては，

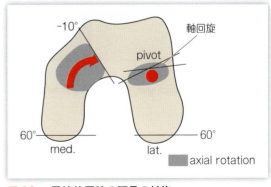

図 88 ● 最終伸展時の脛骨の外旋
(冨士川，1977)

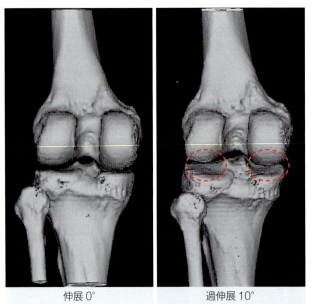

図 89 ● 過伸展の膝
過伸展したとき，後方の関節が離開している．

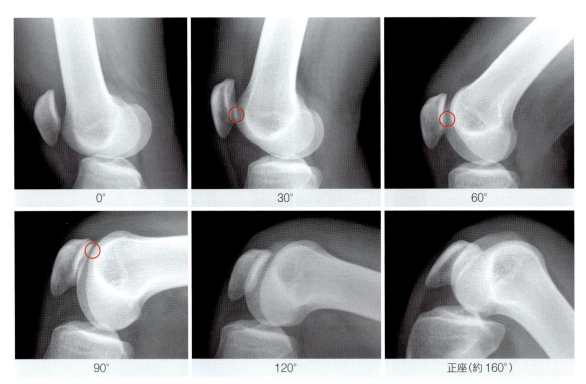

図 90 ● 膝蓋大腿（PF）関節の X 線像（矢状面）

後方の関節が離開することにより，過伸展を可能にしていると考えている[20]（図 89）．山川らの報告によると，膝過伸展時の軟部組織では膝窩部にある斜膝窩靱帯（OPL）の張力が最も高く，次に内側側副靱帯，後方関節包の張力が高かったとしている[21]．このことからも，過伸展を獲得するためには，OPL を中心とした関節後方軟部組織の柔軟性も必要であると考えられる．

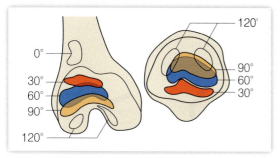

図91 ● 膝蓋大腿(PF)関節の接触点

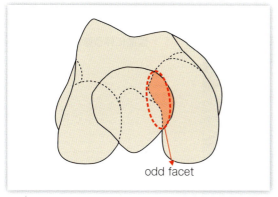

図92 ● 深屈曲での膝蓋大腿(PF)関節

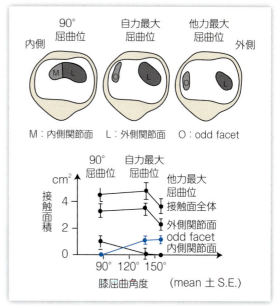

図93 ● 深屈曲域の膝蓋大腿関節の接触面
90°では近位部で，内側外側に連続して接触．
自力最大屈曲(約140°)では内側関節面およびcentral ridgeは接触しなくなり，odd facet近位部が接触．
他力最大屈曲(約154°)ではodd facet遠位部と外側遠位部で接触．
(中川ら，2000)

2 膝蓋大腿関節 patelo-femoral joint (PF関節)

膝蓋大腿関節でも膝関節の屈伸の際には複雑な運動が行われている．完全伸展位では，膝蓋骨は大腿骨関節面の上方に位置しており関節面とは接していない．屈曲とともに膝蓋骨は大腿骨関節面を下降していき，屈曲30°付近から大腿骨は近位部，膝蓋骨は遠位部から関節面が接触を始める(図90，91)．屈曲90°を超えると膝蓋骨は大腿骨顆間窩に挟まるようになるため，膝蓋骨の接触点は内外側に分かれる．さらに140°以上の深屈曲となると，内側の関節面はodd facetのみで接触するようになる[12](図92，93)．

大腿脛骨関節が伸展位から屈曲運動をする際，膝蓋骨は後傾・回外・内旋・内方移動している(図94)．この膝蓋骨の動きを単独で理解するのは非常に困難であるが，FT関節の運動を理解していれば，PF関節の運動は理解しやすい．

膝蓋骨は膝蓋腱を介して脛骨粗面に停止している．このため膝関節屈曲運動時には，脛骨の動きに伴い受動的に膝蓋腱が引っ張られ，介達的に膝蓋骨が動いている．

前述したように，FT関節での大腿骨の動きは伸展位から屈曲運動する際に，脛骨上をロールバックするため後方移動する．膝蓋骨尖は遠位で固定されているため，近位部の膝蓋骨底のみ後方へ倒れていく形になる(図95)．これが膝蓋骨の後傾である．

さらに，屈曲に伴い脛骨は前方・内旋方向に動くため，脛骨粗面も同じく前方・内旋方向へ動く．この動きに引っ張られるように膝蓋骨も動くため，回外・内旋・内方移動するのである(図96)．

膝の屈曲障害がある場合，この膝蓋骨の運動が阻害されていることがある．原因としては，膝蓋下脂肪体や膝蓋支帯の硬化，外側広筋や大腿筋膜

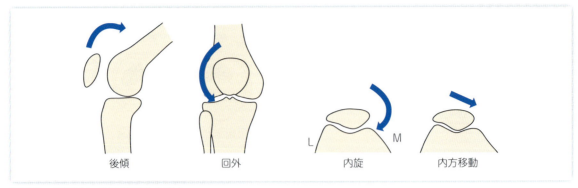

図 94 ● 膝屈曲に伴う膝蓋骨の動き

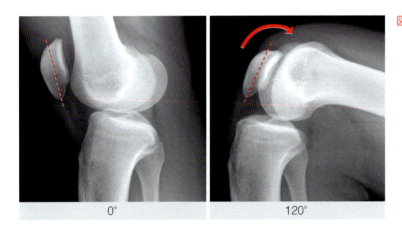

図 95 ● 屈曲に伴う膝蓋骨の後傾

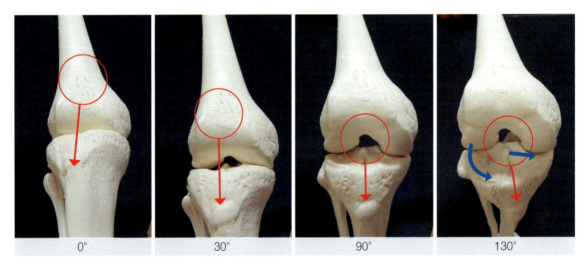

図 96 ● 膝屈曲に伴う膝蓋骨の回外・内旋・内方移動

図は大腿骨は動かさず脛骨のみを動かして屈曲している．膝蓋骨は脛骨粗面に停止している膝蓋腱に引っ張られながら回外・内旋・内方移動している．

張筋を含む腸脛靱帯などの外側組織の癒着・硬化などが考えられる．膝蓋骨に対する屈曲時の誘導としては，膝を屈曲・内旋させながら，膝蓋骨を回外・内方移動の方向へ誘導するとスムーズな運動が得られやすい(図97)．

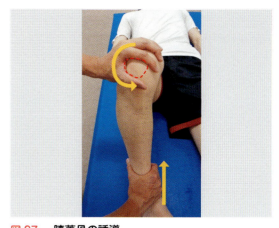

図97 ● 膝蓋骨の誘導
膝の屈曲と同時に膝蓋骨の内旋を誘導する．

文献

1) 橋村正隆ほか：下肢アライメントのX線評価．関節外科 16：277-285, 1997
2) 藤原紘郎：X線像による下肢アライメントの研究．日整会誌 48：365-377, 1974
3) シュトローベル M ほか：膝関節損傷の臨床診断法, 廣畑和志監訳, シュプリンガー・フェアラーク東京, 東京, 2-4, 1993
4) 木村雅史：膝を診る目 診断と治療のエッセンス, 南江堂, 東京, 5, 2010
5) 腰野富久：膝診療マニュアル, 第5版, 医歯薬出版, 東京, 47-48, 2001
6) 小林 晶編：変形性膝関節症, 南江堂, 東京, 71-80, 1992
7) Neumann DA：筋骨格系のキネシオロジー, 原著第2版, 嶋田智明ほか監訳, 医歯薬出版, 東京, 572-573, 2014
8) Nagamine R, et al：Anatomic variations should be considered in total knee arthroplasty. J Orthop Sci 5：232-237, 2000
9) 高橋 敦ほか：変形性膝関節症患者のtibial torsionによる下腿骨矢状面アライメントの変化．膝 33：251-252, 2008
10) 黒川大介ほか：内側型変形性膝関節症における下肢骨アライメントの性差．東北整災誌 55：49-54, 2011
11) 木村雅史：膝を診る目 診断と治療のエッセンス, 南江堂, 東京, 38-39, 2010
12) 中川 滋ほか：MRIを用いた膝蓋大腿関節の運動解析 ― 90度以上の深屈曲位を中心に ―．日臨バイオメカ会誌 21：197-200, 2000
13) 園部俊晴ほか：半月板損傷に対する術後リハビリテーション．改訂版スポーツ外傷・障害に対する術後のリハビリテーション, 運動と医学の出版社, 神奈川, 301-302, 2013
14) 林 典雄：運動療法のための運動器超音波機能解剖 拘縮治療との接点, 文光堂, 東京, 115-120, 2016
15) Iwaki H, et al：Tibiofemoral movement 1：the shapes and relative movements of the femur and tibia in the unloaded cadaver knee. J Bone Joint Surg Br 82：1189-1195, 2000
16) Johal P, et al：Tibio-femoral movement in the living knee. A study of weight bearing and non-weight bearing knee kinematics using "interventional" MRI. J Biomech 38：269-276, 2005
17) Nakagawa S, et al：Tibiofemoral movement 3：full flexion in the living knee studied by MRI. J Bone Joint Surg Br 82：1199-1200, 2000
18) 戸松泰介：膝関節における負荷面の移動相に関する研究．日整会誌 52：551-560, 1978
19) 佐藤 卓ほか：1方向X線透視画像を用いた膝関節の三次元運動解析．関節外科 9：1160-1167, 2008
20) ミュラー W：膝 形態・機能と靱帯再建術, シュプリンガー・フェアラーク東京, 東京, 48-54, 1989
21) 山川学志ほか：膝関節過伸展時における膝靱帯張力の解析．臨床バイオメカニクス 34：415-419, 2013

第 2 章

臨床的膝タイプの見極め

　臨床上，膝の疾患に携わるときに，前述した解剖学的な知識だけで対応するのが困難な場面に遭遇することが多々ある．なぜなら個人個人の膝にはタイプがあり，それによって治療の方向性が決定されることが多いからである．その膝のタイプを決定する因子が，ジョイントプレイ（関節の遊び）と膝の伸展可動域（過伸展の有無）の把握である（表1）．これらは健常な膝においてもタイプがはっきりと分かれており，このタイプを評価することにより，外傷後や術後において，ある程度の予後予測が可能となる．臨床上多くみられる膝疾患として，膝OAなどの変性疾患，半月板損傷・ACL損傷・MCL損傷などの外傷，TKA・HTO・ACL再建術・MPFL再建術などの術後とさまざまな疾患がみられる．これから説明する膝のタイプを見極めることで，どの膝疾患においても適切な治療方針を導き出すことが可能となり，最善のアプローチにつながると考えている．

　以下に，ジョイントプレイの見極め方と，伸展可動域の見極め方を解説したい．それらを組み合わせることで臨床的見地からみた膝タイプの見極めが可能となる．

表1 ● 臨床的膝タイプの見極め

① ジョイントプレイ（joint play）：関節の遊び
② 膝の伸展可動域：過伸展の有無

臨床的な膝タイプの見極めはこの2つを見極めることで行う．この見極めが，臨床における治療方針の決定に関与していく．

1 ジョイントプレイの見極め

　ジョイントプレイ(joint play：関節の遊び)は副運動(accessory movement)や関節の遊びともいわれ，骨運動を伴わない関節面相互の動きであり，検者による他動的に関節面に剪断力を加えた時の骨と骨の移動量である[1]．ジョイントプレイについてMageeは，関節の機能不全はジョイントプレイの喪失を意味し，機能的随意運動が回復するためには，まず失われたジョイントプレイが回復しなければならないとしている[2]．

　身体の中で運動が可能な関節であれば，必ずジョイントプレイが存在する．また，可動域の大きな関節はジョイントプレイが大きく，可動域の小さい関節ではジョイントプレイが小さくなっている．膝関節のジョイントプレイは大腿骨に対し脛骨がどの程度動くかで評価するため，後述するラックマンテスト(p61)などで評価し，大腿骨に対し脛骨がどのくらい前方へ移動するかで評価する(図1)．

　ジョイントプレイの見極めとは，膝関節が持つ生理的な弛緩性を確認することである．ジョイントプレイには個体差があり，健常な関節であっても，ジョイントプレイが大きいものもいれば，小さいものもいる(図2)．またジョイントプレイの大小には，ACL・MCLなどの靱帯や，関節包・脂肪体などの軟部組織の安定性・柔軟性が関与している．

　われわれは健常膝のジョイントプレイを調査するために，KNEELAX3により一側のACL再建術施行者の反対側の健常膝776膝(男性303膝，女性473膝)の膝屈曲約15°におけるジョイントプレイを計測した(前方引き出し132Nの値)[3](表2)．その結果，男性のジョイントプレイは7.6±2.0mm，女性のジョイントプレイは8.3±2.0mmであり，女性の方が有意にジョイントプレイが大きかった．これを基準として，この平均値よりも大きいものはジョイントプレイが大きい，この平均値よりも小さいものはジョイントプレイが小さいと判断する．このように，ジョイントプレイは健常膝であっても個人差があり，男性で3.1〜15.8mm，女性で3.8〜15.3mmと，健常膝であるにもかかわらず幅広く存在していた．

　一般的にジョイントプレイが大きいものは，いわゆる「関節が柔らかい(緩い)」と考えられ，全身弛緩性(general joint laxity)を有する人の膝は基本的にジョイントプレイが大きい(図3)．逆に，ジョイントプレイが小さいものは，いわゆる「関節が硬い」と考えられる．しかしながら，これはいわゆる「からだが硬い，柔らかい」とは意味合いが異なる．「体が硬い，柔らかい」とは，「関節可動域が大きい，小さい」と同じ意味であり，これには筋の柔軟性の要素が大きく関与する．ジョイントプレイの大きい，小さいは，関節内外を取り巻く靱帯や，関節包の柔軟性が大きく関与すると考えられ，関節自体の剛性・柔軟性を評価している．基本的にレベルの高いスポーツ選手では，ジョイントプレイが小さいことが圧倒的に多い．

　ACL損傷などの外傷で関節の弛緩性が増大した場合，元々のジョイントプレイがわからなくなる．この場合，そもそも左右のジョイントプレイはほとんど左右差がないため，健側のジョイントプレイを評価することにより元来のジョイントプレイを予測することができる．表3にACL損傷膝(部分断裂，ACLのマルアタッチメントを除く)のジョイントプレイを示す．健常膝と同様に，同じACL損傷でもジョイントプレイの個人差があり，男性では6.3〜23.4mm，女性では7.5〜24.2mmと幅広く存在していた[3]．

　また，屈曲位でのジョイントプレイの評価も，臨床応用ができる．屈曲位でのジョイントプレイは膝を90°屈曲位として前方引き出しテストで評価する(図4)．臨床的には健患差を評価し，患側

図1 ● 膝関節のジョイントプレイ

ジョイントプレイとは，各々の症例がもつ生理的な関節の遊びの大きさのことであり，ラックマンテストなどで確認する．

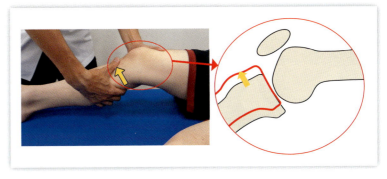

図2 ● ジョイントプレイの個体差

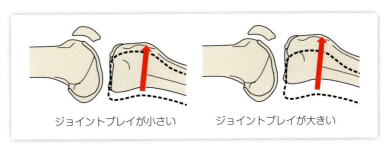

ジョイントプレイが小さい　　　ジョイントプレイが大きい

表2 ● 健常膝のジョイントプレイ（mm）

（膝屈曲約15°，前方引き出し132N）

男性（N=303）	女性（N=473）	p値
7.6 ± 2.0 （3.1 〜 15.8）	8.3 ± 2.0 （3.8 〜 15.3）	0.000

男性よりも女性の方が有意にジョイントプレイが大きい．また，ジョイントプレイは健常膝であっても個人差があり，男性で3.1 〜 15.8mm，女性で3.8 〜 15.3mmと，健常膝であるにもかかわらず幅広く存在している．

表3 ● ACL損傷膝のジョイントプレイ（mm）

（膝屈曲約15°，前方引き出し132N）

男性（N=303）	女性（N=473）	p値
12.6 ± 2.8 （6.3 〜 23.4）	13.4 ± 2.7 （7.5 〜 24.2）	0.000

健常膝と同様に，ACL損傷膝でも男性よりも女性の方が有意にジョイントプレイが大きく，男性で6.3 〜 23.4mm，女性で7.5 〜 24.2mmと幅広く存在している．

図3 ● ジョイントプレイを知ることによる臨床的応用

a　ジョイントプレイが小さい．関節が硬いと考えてよい．ACL損傷やMCL損傷などの怪我をしたときまたは手術後に拘縮が起こりやすい．
b　ジョイントプレイが大きい．関節が緩いと考えてよい．術後の拘縮のリスクは少なく，逆に過剰な可動域訓練により関節を緩ませないようにする．

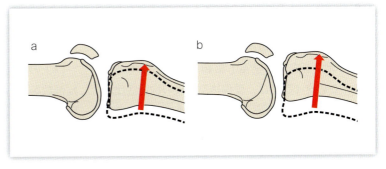

のジョイントプレイが健側よりも小さい場合は90°以上の深屈曲の可動域制限を生じる場合が多い．このとき，屈曲位でのジョイントプレイを改善させる治療を行うことが重要となる．

ラックマンテストによりジョイントプレイの評価をするとき，移動量だけでなく感覚の違いによって膝の状態，特に関節包など軟部組織の状態を把握できる．主観的で感覚的な評価となるが，大きく2つのタイプに大別できる．

一つ目は脛骨を前方に引き出したとき，初期は「スコン」という感じで抵抗感がなく，一気にジョイントプレイ最終域まで引き出せ，ACLのハー

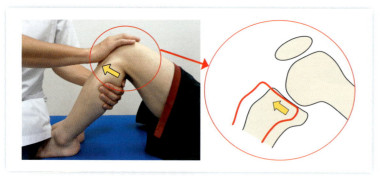

図4 ● 屈曲位でのジョイントプレイ
屈曲位でのジョイントプレイは膝を90°屈曲位として前方引き出しテストで評価する．患側のジョイントプレイが健側よりも小さい場合は90°以上の深屈曲の可動域制限が生じる場合が多い．

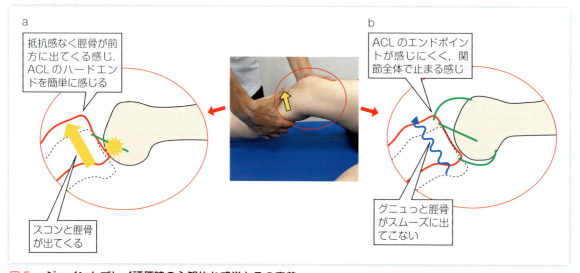

図5 ● ジョイントプレイ評価時の主観的な感覚とその意義
a 関節包が緩い．ACLに頼った関節．
b 関節包が硬い．関節全体が硬く．術後や外傷後に拘縮を生じやすい．

ドエンドを感じるタイプである（図5a）．このタイプは関節包などの軟部組織が緩いタイプで，剪断力に対する安定性をACLに頼っている状態である．このタイプでは，受傷後や術後の拘縮は比較的生じにくく，スムーズに可動域を獲得できる．

二つ目は脛骨を前方に引き出したとき，初期から「グニュ」という感じで抵抗感があり，前者と比べるとジョイントプレイ最終域のACLのハードエンドを感じにくく，関節全体で止まるタイプである（図5b）．このタイプは関節包などの軟部組織が硬いタイプで，ACLとともに剪断力に対する安定性を担っている状態である．このタイプでは，受傷後や術後の拘縮が生じやすいことから，

積極的な可動域訓練が必要であり，可動域の回復に期間を要することを理解しておく．

以上のことは主観的で感覚的な評価になるが，症例数を重ねることにより確実に判別できるようになり，臨床における治療方針の決定の際に大いに役立つ．

1 KT-2000，KNEELAXから読み取るジョイントプレイとスティフネス

膝の前方移動量を計測する機器として代表的なものに，KT-2000（Med-Metric社）やKNEELAX（INDEX社）などがある（図6）．これは脛骨に特殊

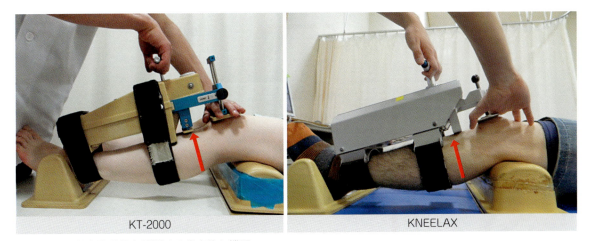

図6 ● 膝の前方移動量を計測する代表的な機器

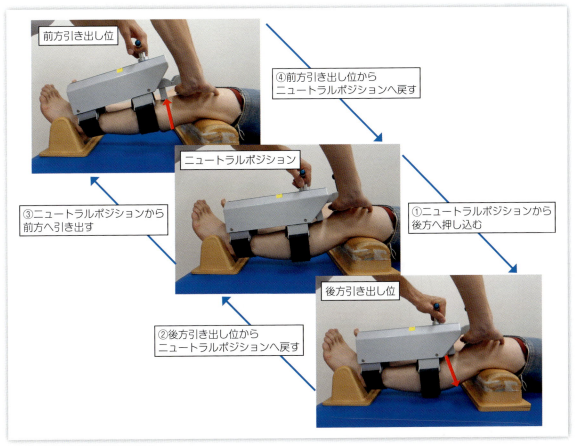

図7 ● 計測方法(KNEELAX)

な機器を取りつけ，大腿骨に対し，この機器ごと脛骨を剪断的に前方移動・後方移動させ，その移動距離を計測するものである(図7)．これらの機器は主にACL損傷の診断や，再建術後の治療成績の評価のために用いられる．しかし，これらの機器による評価結果のグラフからジョイントプレイ以外にも，ACL以外の軟部組織などの状態，炎症・スティフネスなどの状態も読み取ることが

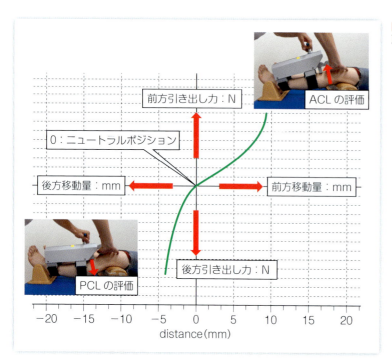

図8 ● KNEELAX：グラフの読み取り方

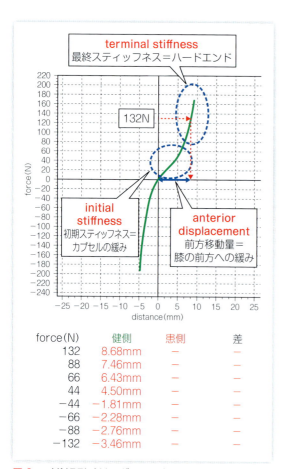

force(N)	健側	患側	差
132	8.68mm	−	−
88	7.46mm	−	−
66	6.43mm	−	−
44	4.50mm	−	−
−44	−1.81mm	−	−
−66	−2.28mm	−	−
−88	−2.76mm	−	−
−132	−3.46mm	−	−

図9 ● KNEELAX：グラフの解釈

できる．

　まずは基本的なグラフの読み取り方であるが，グラフの縦軸は引き出し力（N），横軸は移動距離（mm）である（図8）．縦軸の0より上は前方への引き出し力であり，0より下は後方への引き出し力となる．横軸の0より右は前方への脛骨の移動量であり，左は後方への移動量となる．したがってグラフの右上のエリア（縦横軸とも正）は主にACLの制動性（前方安定性）の評価，左下のエリア（縦横軸とも負）は主にPCLの制動性（後方安定性）の評価となる．ACL再建術後などの臨床成績として用いられる値は132N（30ポンド）の力で前方に引き出した値とされることが多い．

　引き出しの初期は初期スティフネス（initial stiffness）を表している．これは主に関節包などの軟部組織の硬さを評価している．引き出しの後期は最終スティフネス（terminal stiffness）を表している．これは主にACLによる制動力を示しており，徒手的にはハードエンドとして感じることができる（図9）．グラフの傾きは，柔らかいものを引き出すと傾きは小さく（横に傾く），硬いものを引き出すと傾きは大きくなる（縦に傾く）．この

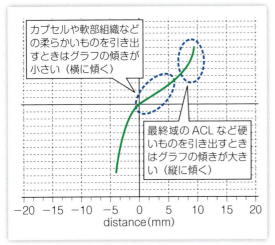

図10 ● KNEELAX：グラフの解釈

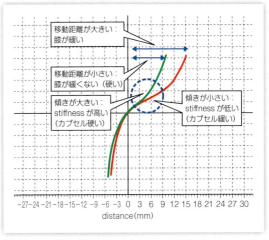

図11 ● ACL損傷のグラフ
緑：健常膝，赤：ACL損傷膝

理由から健常膝のグラフを見ると，軟部組織はACLに比べて柔軟性が高いため，初期スティフネスのグラフの傾きは小さくなる（横に傾く）．そして初期スティフネスの傾きが大きい場合，関節包（カプセル）が硬くなっていることを示しているが，この場合炎症症状が強いことが多い．一方，引き出しの後期はACLにより制動され移動距離は小さくなるため，最終スティフネスのグラフの傾きは大きくなる（縦に傾く）（図10）．当然ながら初期スティフネスも最終スティフネスも個体差があるが，健常であれば同一個体内での左右差はほぼない．

KT2000やKNEELAXでは，主にACL損傷の診断や再建後の臨床成績のための評価となる．図11はKNEELAXによるACL損傷のグラフであるが，緑の健側と，赤の患側が図のように表示される．一般的にACL損傷膝では，カプセルが緩むためinitial stiffnessが低くなり赤のグラフのように傾きが大きくなる．またACLでの前方制動もできなくなるためterminal stiffnessも若干低くなる．全体として健側よりもグラフが右に傾き前方移動量が増加する．

PCL損傷の場合，脛骨は後方に落ち込んでおり（sagging），スタートポジションが後方に位置している．この位置から前方に引き出して移動距離を測定するため，KT-2000の計測では前方移動量が大きくなってしまう．KNEELAXの測定ではコンピュータによりsaggingを補正しグラフ化する機能があり，後方移動量の差として確認することができる（図12）．

2　実際のグラフを読み取り，どう解釈するか？

機器を用いて実際に測定を行うと，健常膝もACL損傷膝もグラフの形や値は一定ではない．すなわち個人差があり，グラフを読み取ることにより膝の特性を把握することができる．ここでは実際のグラフの読み取り方を説明し，そこから症例の膝の特性をどう解釈すれば良いかを説明する．

なお症例のROMの表記は，伸展はHHD（heel height difference：cm）で，屈曲はHH（heel to hip distance：cm）で示している．HHDはベッド上腹臥位で膝関節裂隙から遠位をベッド端から出し，踵の高さの差を測定したもので，正常値はHHD 0cmである（p99）．HHは正座の姿勢をとり，殿部と踵の距離を測定したもので，正常値はHH 0cmである．

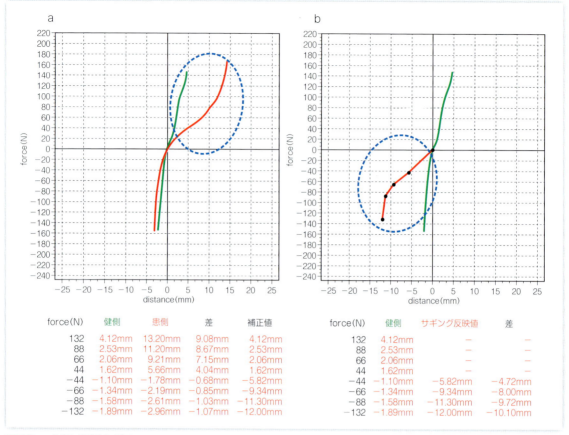

図12 ● PCL損傷のグラフ

保存治療．90°屈曲位にて計測(ROM：HHD 1.5cm-HH 0)
a　sagging値の補正前．saggingにより脛骨は後方に落ち込んいるため，スタートポジションが後方に位置している．この位置から前方に引き出すため前方移動量が大きくなる．
b　sagging値の補正後．KNEELAXではsaggingによる前方移動量として表出したグラフを補正し，後方移動量としてグラフ化することができる．
緑：腱側，赤：患側

症例①　ACL再建術前(図13)
　　　ROM：HHD 3cm-HH 5cm

　ACL再建術前．健側(緑)のグラフと患側(赤)のグラフが交差している．初期スティフネスでは患側の方が傾きが大きくなっている．これは患側のカプセル・軟部組織にはまだ炎症症状が残っており，これが硬さとして表出している．しかしACLは断裂しているため最終スティフネスの傾きは小さく，トータルとして132Nでの前方移動量の健患差は＋2.1mmとなっている．しかし，これはACL損傷者(部分断裂，ACLのマルアタッチメントを除く)の前方移動量の健患差の平均値を見てみると(表4)，かなり健患差が小さく，ROMも伸展・屈曲ともに大きく制限を残していることから，術前の拘縮をまだ有している状態と判断される．このため，さらなる術前リハビリテーションが必要と考えられる．

症例②　ACL再建術前(図14)
　　　ROM：HHD 0.5cm-HH 0cm

　ACL再建術前．関節可動域は問題なく獲得できていることから手術可能な状態である．健側の132Nの値は8.3mmと女性の平均値であるが，患側が10.4mmと平均より小さく，健患差も

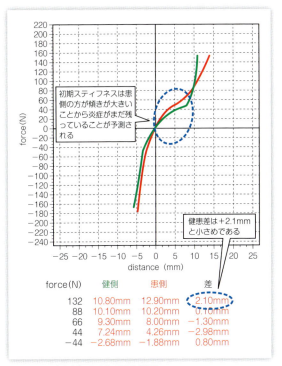

図13 ● 症例① ACL再建術前
HHD 3cm-HH 5cm
術前ROM制限がある症例.

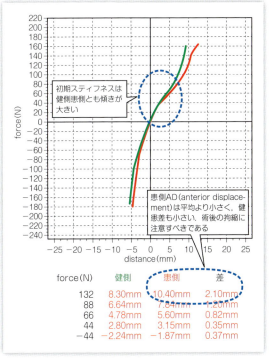

図14 ● 症例② ACL再建術前
HHD 0.5cm-HH 0cm
健側も患側もスティフネスが大きい.

表4 ● ACL損傷者の前方移動量(AD)の健患差(cm)

	男性 (N=303)	女性 (N=473)	p値
健側AD	7.6±2.0 (3.1〜15.8)	8.3±2.0 (3.8〜15.3)	0.000
患側AD	12.6±2.8 (6.3〜23.4)	13.4±2.7 (7.5〜24.2)	0.000
AD健患差	+4.8±2.2 (0.2〜12.1)	+5.1±2.3 (0.1〜13.9)	0.05

+2.1mmと小さい.また初期スティフネスの傾きが健側・患側ともに大きく,もともとカプセルや軟部組織が硬いタイプである.このようなタイプは術前の可動域が獲得できていたとしても,術後に拘縮を起こしやすいタイプであるため注意するべきである.

症例③　ACL再建術前(図15)
　　　　ROM：HHD 0cm-HH 0cm

　ACL再建術前.関節可動域は問題なく獲得できていることから手術可能な状態である.この症例は全身の関節弛緩性を有し,膝は過伸展タイプであった.健側の132Nの値は12.5mmと女性の平均値を大きく上回り,患側は22.5mmと関節自体がかなり弛緩した状態で,健患差も+10.0mmときわめて大きい値である.またイニシャルスティフネスの傾きが健側・患側ともにかなり小さく,もともとカプセルや軟部組織が柔らかいタイプであることを裏づけている.このようなタイプは術後積極的に可動域エクササイズをしなくても可動域を獲得できるタイプであり,むしろ術後のリハビリテーションメニューはゆっくり進めて,ACLのelongation(延長)を引き起こさないように注意するべきである.

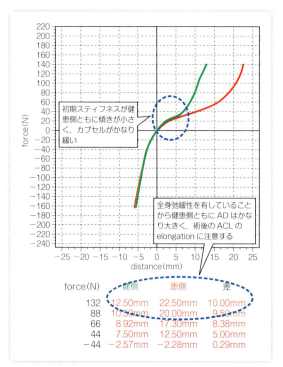

図15 ● 症例③ ACL再建術前
HHD 0cm-HH 0cm
全身関節弛緩性を有し膝は過伸展タイプ.

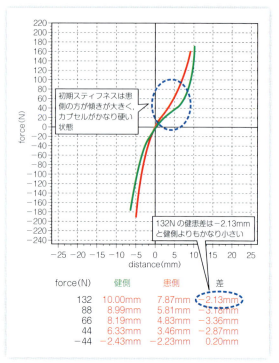

図16 ● 症例④ ACL再建術後5ヵ月
HHD 5cm-HH 11cm
ROM制限が強い症例.

症例④　ACL再建術後5ヵ月（図16）
　　　　 ROM：HHD 5cm-HH 11cm

　BTB（骨付き膝蓋腱）によるACL再建術後5ヵ月．グラフを見てみると，患側の初期スティフネスの傾きが大きいことからカプセルはかなり硬くなっており炎症が疑われる．トータルとしてもジョイントプレイは健側よりもかなり小さく，関節の遊びがなくなっていると思われる．これによりROMはHHD 5cm，HH 11cmと術後5ヵ月としてはかなり制限が強い．このため筋力の発揮

も悪く運動レベルが上がらない状態であった．対応としては，炎症が起こらないように運動量を調整し，軟部組織のモビライゼーションを行い，ジョイントプレイが健側と同じ程度になるようにすることがよい．

　以上のようにKNEELAXのグラフを読み取ることにより，膝のタイプを分類することができる．そして，さらに治療の方向性なども予測することができるのである．

2 伸展可動域の見極め

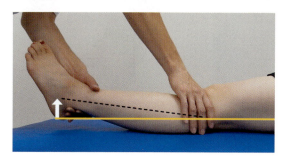

図17 ● 過伸展タイプの膝
膝の過伸展とは，0°以上伸展するものをいう．

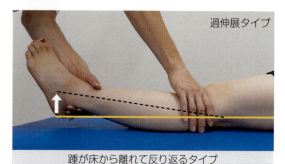

過伸展タイプ
踵が床から離れて反り返るタイプ

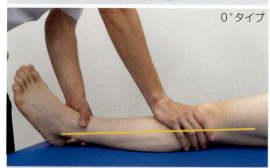

0°タイプ
完全伸展位で膝窩部と踵が床にピッタリつくタイプ

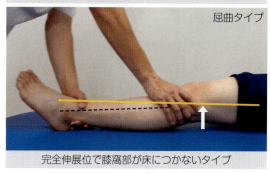

屈曲タイプ
完全伸展位で膝窩部が床につかないタイプ

図18 ● 伸展可動域の見極め（タイプ分け）

　伸展可動域の見極めとは，過伸展の有無を確認することである．膝の過伸展の定義はいくつかあるが，われわれは最終伸展角度が「0°よりも過剰に伸展しているものを過伸展」としている（図17）．臨床において膝の伸展可動域のタイプは，完全伸展位で踵が床から離れる膝（過伸展タイプ），完全伸展位で膝窩と踵が床についている膝（0°タイプ），完全伸展位で膝窩部が床につかない膝（屈曲タイプ）の3つのタイプに大別している（図18）．

　ここで，一般的な伸展可動域の評価方法について言及したい．通常，膝の伸展角度はゴニオメーターを使用して計測される．実際には，大腿側では大転子から外側上顆中央を結ぶ線を基本軸とし，下腿側では腓骨頭から腓骨の外果を結ぶ線を移動軸として，これら2つの軸のなす角度を計測している（図19）．このように，ゴニオメーターを使用する角度計測において，本来計測すべき大腿脛骨関節の角度を，大腿骨と腓骨によって評価しているのである．しかも腓骨は脛骨の後方に位置しているため，外果は下腿遠位の後方に位置することになり，特に伸展位でこの外果の後方化は著明になる．このため計測上，実質的な膝関節の伸展角度よりも屈曲位になりやすいのである（図20）．ゴニオメーターを使用するROM計測の際には，この概念を理解しておいた方がよい．

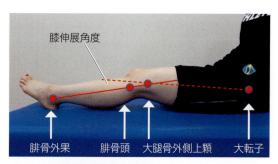

膝伸展角度
腓骨外果　腓骨頭　大腿骨外側上顆　大転子

図19 ● 膝伸展可動域の計測

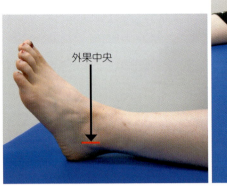
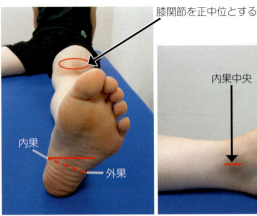
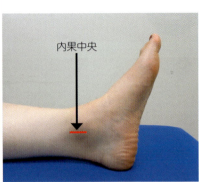

図20 ● 外果と内果の位置関係
膝正中位では脛骨外果は後方に位置する．

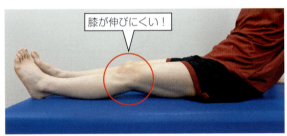
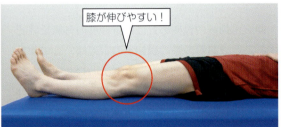

図21 ● 長座位と背臥位での膝伸展角度の違い

伸展可動域の見極めの実際は，以下の通りである．
① まず，伸展可動域の見極めは背臥位で行う．長座位では二関節筋であるハムストリングスが伸張位となるため，膝が屈曲しやすくなる（図21）．このため長座位では最終伸展位まで膝が伸びにくくなり，伸展のタイプを見誤りやすい．この理由により，背臥位にて伸展可動域の見極めを行う．
② 膝を正中位にするため裂隙に手を当てたまま，下肢全体を内旋させる．すなわち，股関節を内旋位にする（図22）．股関節が外旋位になると膝蓋骨が外側を向き，膝全体（大腿骨，脛骨とも）が外旋位となりやすい．膝全体が外旋位になると，裂隙を押し込んだときに底面が床につきやすく，あたかも膝が伸展しているように感じられる．これは膝全体が外旋位になると膝の外側後方を軸として伸展を行うこととな

り，このとき外側後方の最大の支持筋である外側ハムストリングスは後方ではなく外側方を走行するために膝が伸展しやすくなるのである．内側ハムストリングスは膝の後方内側をしっかりと走行しているため，後方内側を軸にすると，後方外側を軸にした伸展の代償運動はみられない（図23）．このような理由から，後方内側を軸とした真の伸展を評価するために，股関節を内旋位にすることで膝関節自体を正中位にして裂隙を押し込むようにする．人は背臥位になると股関節は外旋位となりやすいことから，上記のポイントを必ず注意しながら評価する必要がある．
③ 膝を上から押さえる部位は膝関節裂隙とする（図24）．膝蓋骨の近位部を押し込んで伸展を評価すると，股関節が屈曲しやすく，踵の位置が上がりやすくなる（図25）．これにより，実際の伸展角度以上に伸展しているように感じて

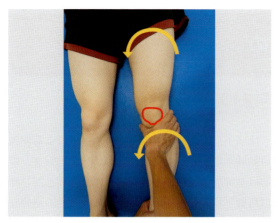

図22 ● 膝を正中位にするために股関節を内旋位にする

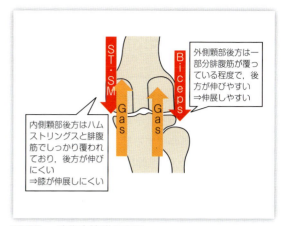

図23 ● 膝後方筋群の走行

図24 ● 裂隙を上から押さえる

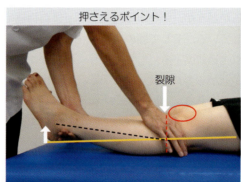

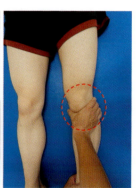

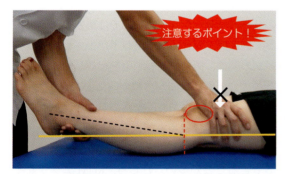

図25 ● 膝蓋骨近位部を押さえると誤って評価しやすい

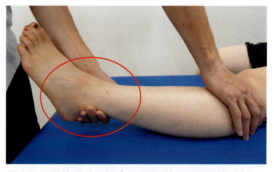

図26 ● 過伸展する場合は遠位側の下腿遠位部（アキレス腱部）を下から把持して床から浮かせる

誤診しやすくなる．確実に裂隙を押し込むことが重要になる．

膝が過伸展する場合は，下腿遠位部（アキレス腱部）を下から把持して床から浮かせる．遠位部は腓骨側ではなく，脛骨側から把持する（図26）．これにより逆の手で裂隙を押し込むことになる．

以上の3点に注意しながら伸展タイプの評価を行う．完全伸展位で踵が床から離れる膝（過伸展タイプ），完全伸展位で膝窩と踵が床についている膝（0°タイプ），完全伸展位で膝窩部が床につかない膝（屈曲タイプ）の3つのタイプに大別する（図18）．

2 伸展可動域の見極め

3 臨床的膝タイプの見極め

教科書的に関節弛緩性テストで過伸展を有する膝は緩いとされている．そのため，ほとんどのセラピストには，過伸展する膝はジョイントプレイが大きい，すなわち「過伸展する膝は緩い膝である」という認識があるのではないだろうか．これには，関節の緩さを評価する全身弛緩性（general joint laxity）の評価テストが大きく関係していると思われる（図27）．この評価テストでは手・肘・肩・体幹・股・膝・足の7つの関節を評価することで全身弛緩性を有するかどうか，いわゆる関節が緩いかどうかを判断している．そして膝の項目に関しては，膝が10°以上過伸展する，もしくは踵が2横指以上床から上がると陽性とされ，膝関節が緩いと評価されるのである．

しかし臨床上，過伸展する膝を評価すると，この認識にそぐわない症例が多くみられる．実際にわれわれの研究では，最大伸展角度とジョイントプレイの関係を調査した結果，最大伸展角度とジョイントプレイには相関がないことが証明された[4,5]．すなわち過伸展を有する膝であっても，ジョイントプレイを計測すると，前方移動量が平均値より大きい膝もあれば小さい膝もあるということである（図28）．これにより，膝のジョイントプレイと伸展可動域に相関関係はなく，この2つを違う因子として個別に捉え的確に評価する．そして，それぞれを組み合わせることにより膝のタイプを見極めて臨床応用することが重要となる[4]（図29）．

膝の過伸展とジョイントプレイ・全身弛緩性との関係をまとめてみると，関節の全身弛緩性を有しているものは膝のジョイントプレイが大きく，過伸展しているものがほとんどである．しかし，過伸展しているものは，ジョイントプレイが大きいものもいれば小さいものもいるということである（図30）．

臨床上，膝関節に外傷や障害，手術による伸展可動域制限が生じた場合，リハビリテーションにおける伸展可動域獲得のゴールは健側膝と同じ伸展角度とするのが原則となる．このとき，過伸展タイプでジョイントプレイが小さい膝は健側の伸展角度まで獲得することがむずかしく，伸展制限を生じることが多くなりやすい．

また拘縮や手術により伸展制限が生じている場合，健側との左右差を比べてみるとジョイントプレイが小さくなっていることが多い．このため，伸展可動域を獲得するためには，まずはジョイントプレイを小さくしている原因を除去し，伸展可動域のエクササイズを行うと良好な結果が得られやすい．

さらに術前の膝タイプや健側の膝タイプを把握することによって，外傷後や術後のROMの予後を予測できるようになる．特に，ACL再建術後のリハビリテーションにおいては重要な因子となる．例えば，ジョイントプレイが小さく過伸展タイプの膝は，術後に伸展制限を起こしやすい．したがって，術後早期から積極的にROMエクササイズを行う必要がある．また，ジョイントプレイが大きいタイプは積極的にROMエクササイズを行わなくても屈曲・伸展ともに容易に可動域を獲得できることが多い．むしろ，ROMエクササイズを行うことで不安定性を引き起こしたり，再建靱帯のelongation（延長）を引き起こす可能性がある．このためジョイントプレイが大きいタイプは積極的なROMエクササイズは行わず，角度を確認する程度に留めるくらいがよい．このように，それぞれの膝タイプによって治療の方向性は大きく異なり，見極めを誤ると良い治療結果は得られにくくなる．

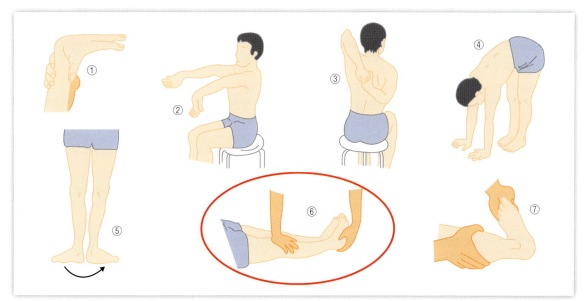

図 27 ● 関節弛緩性テスト(東大式)

膝のテストでは10°以上過伸展すると陽性とされ，一般的には「過伸展膝＝遊びが大きい・緩い膝」という認識がある．

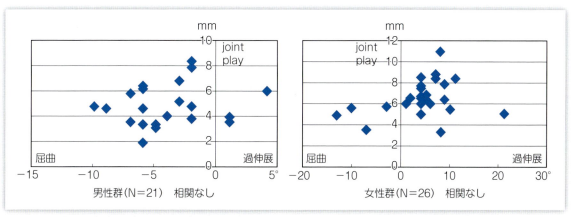

図 28 ● 最大伸展角度とジョイントプレイとの関係

最大伸展角度とジョイントプレイの相関関係はなかった．

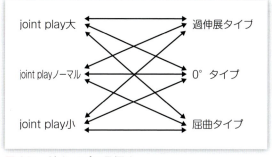

図 29 ● 膝タイプの見極め

膝が"緩い"，"硬い"ということと膝が過伸展することとは関係なく，臨床では joint play の大小，過伸展の有無を把握して治療に臨む．

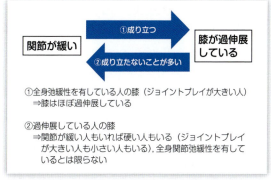

図 30 ● ジョイントプレイ・全身関節弛緩性と過伸展の関係

Column　膝関節の伸展可動域

　膝関節の機能において重要なものに，「可動域」「筋力」「安定性」の3つがある．その中でとりわけ重要なものが「可動域」であり，特に「伸展可動域」が最も重要であると考えている．極論になるかもしれないが，例えばACLが断裂していても膝の伸展可動域が獲得できていれば，当然スポーツはむずかしいものの，日常生活の歩行や階段昇降には困らないことが多い．しかし，逆にACLが正常でも伸展可動域が制限されていれば，歩行などの日常生活でさえ常に違和感を感じやすくなり，その影響はほかの関節へ波及し，他の部位の痛みや機能障害を引き起こす．当然スポーツ復帰はむずかしい．

　例えばACL再建術後のリハビリテーションにおいて，健側の膝が過伸展している場合，患側の膝伸展角度のゴール設定はどうしたらよいか？という質問をよくお受けする．答えは文中にも述べたように，「過伸展した健側の伸展角度に揃える」ということが原則である．よく耳にするのは「正常伸展可動域は0°なので，健側が過伸展していても，患側は0°で十分である」という言葉である．しかし臨床では，例えば健側が伸展10°の過伸展であるのに，患側が0°と，10°の左右差があれば，大腿四頭筋の筋力低下だけでなく，全身のアライメントがくずれ，スポーツパフォーマンスは低下する．特に女性のクラシックバレエやダンスなどの競技では「過伸展する膝」が必要であり，その傾向は著明となる．しかもこの「正常が伸展0°だから」という原則に基づくなら，健側が屈曲タイプの膝の場合も，患側は0°まで獲得しなければならなくなる．

　では，正常の伸展可動域は全く左右差はないのであろうか？　われわれのHHDに関する研究で，膝に外傷・障害の既往のない健常成人177名（男性122名，女性55名，年齢28.4±6.0歳）のHHDを調査した[6]．その結果，右膝よりも左膝が伸展していたものが67.2%，左膝よりも右膝が伸展していたものが25.4%，伸展角度が全く同じであった（HHDが0であった）ものが7.3%であった．すなわち，健常な膝でも伸展角度に若干の左右差はあるということがわかった．理由は明確にはなっていないが，現状として邦人健常成人では左膝が右膝より伸展しているものが多く，実際臨床でも左のACL再建を行った群の方が伸展制限が少ない傾向にある．また，どれくらいの左右差があるかというと，左が伸展している群はHHD 1.2±0.7cm，右が伸展している群はHHD 0.9±0.5cmであった．このことから，±1cm程度のHHDは正常と考えてよいと思われる．

　では実際の過伸展タイプに対する，伸展可動域の獲得方法であるが，ジョイントプレイのタイプによって全く異なる．ジョイントプレイが小さい（＝関節が硬い）タイプに関しては，術後早期から積極的に伸展角度を獲得しなければ重篤な伸展制限を生じやすくなる．特にBTBによるACL再建術や，術前に伸展制限を有したまま再建術を行った場合は，この傾向は著明となるため注意を要する．

　一方，ジョイントプレイが大きい場合（＝関節が緩い）は，全身の関節弛緩性（general joint laxity）を有していることがほとんどである．この場合，積極的な伸展角度の獲得は再建靱帯の弛緩を招く．このため臨床では，ROMエクササイズはほとんど行わず，むしろ伸展制限（屈曲拘縮）を人工的に発生させるために，装具などで一定期間（約3ヵ月など）−10°くらいの伸展制限を行うことがある．こうして再建靱帯の弛緩を予防する．しかし，ジョイントプレイが大きく過伸展しているタイプは，装具などによる固定をなくすと，徐々に関節が緩み，伸展角度も自然と増えてくることが多い．このため経時的に膝の状態を評価し，運動量や可動域の調整をすることが望ましい．

文献

1) 宇都宮初夫ほか：関節運動学的アプローチ（AKA）．理学療法ハンドブック，改訂第2版，共同医書出版社，東京，201-203，1992
2) Magee DJ：運動器疾患の評価，岩倉博光ほか監訳，医歯薬出版，東京，14，1990
3) 今屋　健ほか：膝前十字靱帯不全膝の膝前方移動量について．JOSKAS 42：104-105，2017
4) 今屋　健：膝前十字靱帯（ACL）断裂に対する術後リハビリテーション．改訂版スポーツ外傷・障害に対する術後のリハビリテーション，運動と医学の出版社，神奈川，183-277，2013
5) 今屋　健ほか：過伸展膝のJoint play（関節の遊び）について．JOSKAS 36(4)：S138，2011
6) 今屋　健ほか：健常者における膝関節伸展可動域（HHD）に関する調査．JOSKAS 40(4)：S291，2015

第3章

膝関節の スペシャルテストの習得

　膝関節における靱帯や半月板などの組織の損傷を診断するために，徒手で行うスペシャルテスト（整形外科的テスト）がある．現代の医学的診断では，X線やMRIなどの検査が必須であるといえるが，このスペシャルテストは機械や道具などは必要なく，徒手的に理学的所見を評価するという利点がある．ただし，テストを行うにあたり，テスト法の理解や，身体の操作技術が必要なことはいうまでもない．また診断自体は医師の役割であるが，セラピストもこのスペシャルテストの技術を十分習得するべきである．なぜなら，これらのスペシャルテストは治療のための評価となったり，スポーツ復帰やリハビリ進行の指標となるため，医療現場やスポーツ現場で活用することが多いからである．すなわちわれわれセラピストにとってスペシャルテストの習得は，治療技術の習得に直結するといえる．

　今回臨床上，頻回に使う膝関節の9つのスペシャルテストと3つの理学的検査に関して，理学療法士による機能解剖学的観点から解釈し，そのコツやピットフォール（落とし穴）などを解説したい．

表1 ● スペシャルテストと理学的検査

1. ラックマンテスト
2. 前方引き出しテスト
3. Nテスト
4. ピボットシフトテスト・ジャークテスト
5. 後方引き出しテスト
6. 外反（内反）不安定性テスト
7. ダイヤルテスト
8. マックマレーテスト
9. 膝蓋跳動テスト
10. 膝蓋下脂肪体の評価
11. 膝蓋上嚢の評価
12. 膝関節の伸展制限の評価

スペシャルテストを行ううえでの最重要事項

具体的なスペシャルテストの方法を説明する前に，上手にテストを行うための最重要事項を2点説明したい．それは，**1) 被検者をリラックスさせるための具体的なコツ**，と **2) 固定と移動の原則**，である．これらを把握し，理解したうえでスペシャルテストを行うとそのスキルは格段に飛躍する．

1) 被検者をリラックスさせるための具体的なコツ

どの教科書を見ても，スペシャルテストを行ううえで「被検者をリラックスさせたうえでテストを行う」と書かれている．当然ながら被検者をリラックスさせることは必須事項であるが，「どうすれば被検者がリラックスできるか」という具体的な方法は書かれていない．

人間は重力に逆らって生きている．すなわち筋を働かせ，常に「抗重力位」を取りながら生活を営んでいる．これが筋緊張を生じている「リラックスしていない」状態である（図1）．

一方，人は睡眠を取るときには筋収縮はほぼ生じていない（当然，随意筋の話である）．睡眠時はほとんどの人が床上で臥位姿勢をとっている．これは言わば，重力に完全に身を任せている状態で「従重力位」といえる．このような従重力位の時，筋収縮は生じず「リラックスしている」状態となる（図2）．

スペシャルテストを行ううえでは，被検者を従重力位にしなければならない．具体的には床と接する面積を大きくするということであり，言い換えれば，下方からなるべく大きい面積で支持する，ということである．例えば人が立っているとき，図3a のように足底のみが地面に接し抗重力位を取っている．一方，背臥位でリラックスしているときは，図3b のように体の後面全体を地面に接し，従重力位を取っている．このように地面に接している面積（荷重面）が大きいほど人間は従重力位を取り，リラックスしやすいのである．

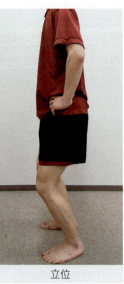

図1 ● リラックスしていない状態＝筋収縮が生じている

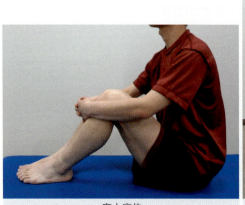

床上座位　　　立位

図2 ● リラックスしている状態＝筋収縮が生じていない

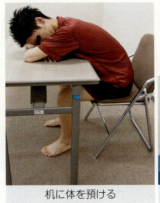
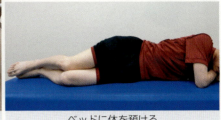

机に体を預ける　　　　　ベッドに体を預ける

図3 ● 地面に接する面積（荷重面）が大きいほど体はリラックスできる
a 立位：荷重面小
b 背臥位：荷重面大

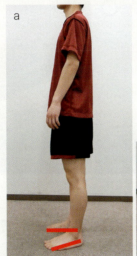
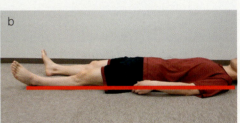

　これを踏まえると，われわれがスペシャルテストを行うために下肢を操作するコツとして，"下から支えて，リラックスさせる"というイメージを持たなければならない．例えば図4のような持ち方では被検者はリラックスできない．常に下から安定して支える図5のような持ち方をすれば，地面に身を委ねるようにリラックスしやすくなる．このことを念頭に置いてハンドリングを行うと，うまくテストが遂行できるのである．

　また臨床上よくみられるのは，被検者がベッド上で長座位になっていることであり，これではリラックスがむずかしくなる．スペシャルテストを行うときは，被検者はベッド上背臥位（もしくは腹臥位）となることが原則となる（図6）．さらに被検者をリラックスさせるには，検者の姿勢が安定して楽な位置にあることも重要である．検者が安定して被検者の下肢を把持しやすいのは，被検者がベッド上背臥位（もしくは腹臥位）のときであり，検者は側方からアプローチすることが原則となる（図7）．時に，スポーツ現場などでベッドがない場合は，グラウンドや床の上に被検者を寝かせ，テストをすることも必要となる（図8）．

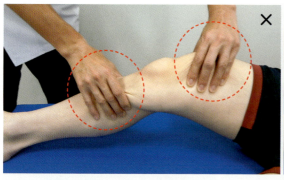
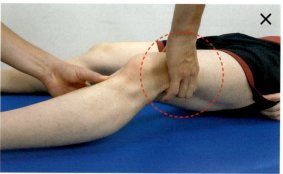

図4 ● リラックスできない膝の持ち方

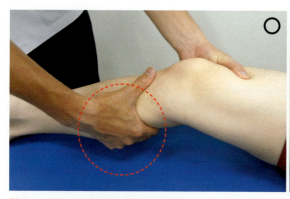
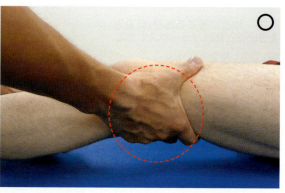

図5 ● リラックスできる膝の持ち方

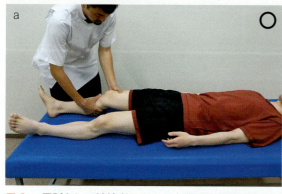
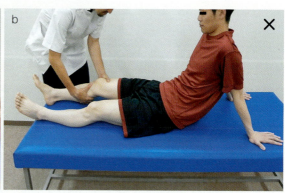

図6 ● 原則として被検者はベッド上背臥位（腹臥位）となる
a　背臥位，b　長座位
aだとリラックスできるが，bだとリラックスできない．

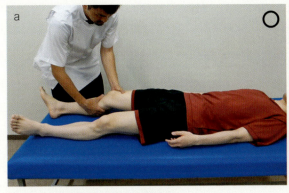
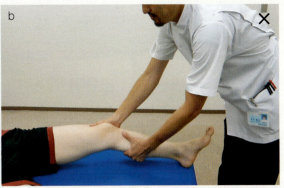

図7 ● 検者が楽な位置に位置する
a　側方からのアプローチだと操作しやすい
b　足元からのアプローチだと操作しにくい

図8 ● スポーツ現場ではグラウンドなどに寝かせてテストを行う

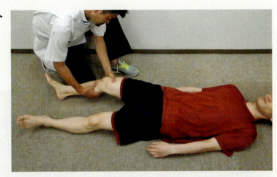

2) 固定と移動の原則

　スペシャルテストでは関節をある方向に動かし，関節の不安定性を感じなければならない．そして関節をある方向に動かすときの原則が，関節における一方の骨を固定し，他方の骨を動かすことにより関節を操作することになる(図9)．

　膝のスペシャルテストでは被検者の姿勢は背臥位であることが多く，下肢を操作するときには膝関節と股関節が自由度を持っており，これをうまく固定しなければ思ったようなテストはできない．すなわち大腿骨を固定し，脛骨を動かすことが原則となる(図10)．例えば，脛骨だけを把持して膝の操作を行おうとすれば，大腿骨は固定されず，目的とするストレスを膝関節に加えることができなくなる(図11)．検者の手は2つしかないため，最も効率的な良い持ち方をし，最小限の力で，最大限のストレスを膝関節に加えることにより，スペシャルテストを確実に遂行すべきである．

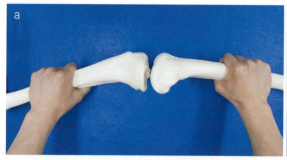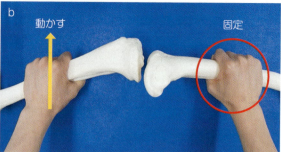

図9 ● 関節を操作する原則＝固定と移動の原則
a 動かす関節を挟むように把持
b 一方を固定し，一方を動かす

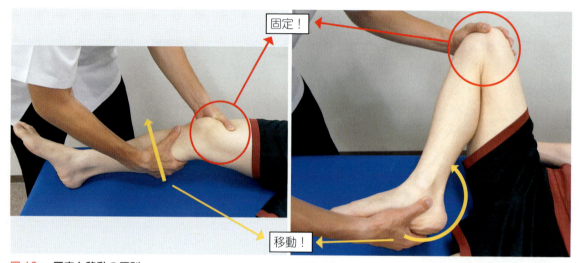

図10 ● 固定と移動の原則
膝関節においては，大腿骨を固定し，脛骨を動かすことが原則となる．

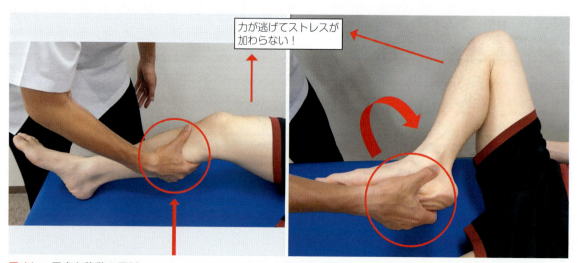

図11 ● 固定と移動の原則
大腿骨を固定せずに脛骨だけを動かそうとしても，目的とするストレスは加えられない．

1 ラックマンテスト

　ラックマンテスト（Lachman test）は膝前十字靱帯（ACL）損傷に対する代表的な徒手検査法である．ACL は矢状面で見ると大腿骨の後方から脛骨の前方へ向かって走行している．このことから，ACL は大腿骨に対して脛骨が過度に前方移動することを防ぐ役割を果たしている．ラックマンテストは，この ACL の機能を利用した評価方法となる．ACL 損傷診療ガイドラインによると，ラックマンテストは ACL 損傷に対し高い感度と特異度を示し，診断において最も確実なテストであるとされている[1]．

　また前述した膝タイプを見極める際に使用する検査法である．したがってラックマンテストは評価や治療に直結するスペシャルテストであり，臨床上最も重要なスペシャルテストといえる．

1 ラックマンテストの臨床的意義

① ACL 損傷の有無の診断であり，「カツン」「コツン」というエンドポイント（end point）を確認することによって評価する．エンドポイントは膝屈曲 10〜15°で最も ACL が緩んだ位置から，脛骨のみを前方へ引き出すことにより ACL が伸張され，その衝撃を感覚として感じるものである．また，その時に「カツン」と響くような音を検者・被検者ともに感じる（図12）．健側と同じようにエンドポイント（＋）であれば陰性となり ACL は正常と判断され，エンドポイント（－）であれば陽性となり ACL は断裂していると判断される．その他，エンドポイントが完全に消失しておらずソフトにエンドポイントを感じる場合もあり，このようなエンドポイントがソフトで健側と比べ前方移動量が大きい場合はACL の部分断裂を疑う．
② エンドポイントを感じることをエンドフィーリング（end feeling）という．「カツン」という健側と同様なエンドフィーリングをハードエンドフィーリング（hard end feeling）という．エンドポイントは，ACL が張り切った時の衝撃である．ACL 再建術後では，エンドフィーリングがハードであれば，ACL の成熟度合いは良好であり，エンドフィーリングがソフトであれば成熟度合いは良好でないことがあるため，リハビリテーションを遅らせる基準にもなる．また，健側膝との脛骨の前方移動量（joint play）の左右差を確認することにより，ACL の延長（elongation）や短縮（shortening）を評価できる．
③ 軽度屈曲位で行えるため，受傷後や再建術後の急性期から行える．
④ 急性期を超え受傷後 2〜3 週経つと，断裂した ACL が PCL や顆間窩へ癒着することがあり，再びエンドポイントが出現することがある．この元の位置と違う場所へ断端が癒着することをマルアタッチメント mal attachment といい，マルアタッチメントが生じると ACL が治癒した，などと誤診を招きやすい（図13）．またマルアタッチメントを生じると ROM 制限の原因となる場合もある．
⑤ 膝（脛骨）を内旋位にすると ACL の緊張が高まるため，前方引き出しの量が小さくなる．逆に外旋位にすると ACL は弛緩するため，前方引き出しの量は大きくなる（図14）．

2 持ち手

　ラックマンテストは大腿骨に対して脛骨を動かすテストである．したがって，大腿骨と脛骨を確実に把持する必要がある．そのため，まず脛骨を内側から把持しなければならない．これは脛骨を

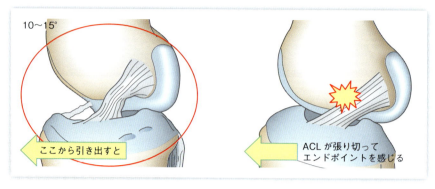

図 12 ● エンドポイントの発生機序

膝屈曲 10 ～ 15°で最も ACL が緩んだ位置から，脛骨のみを前方へ引き出すことにより ACL が張り切り，その衝撃を感覚として感じるものである．

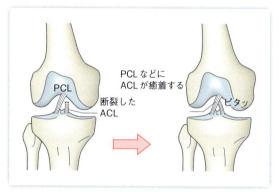

図 13 ● マルアタッチメントの発生機序

受傷後 2 ～ 3 週経つと，断裂した ACL が PCL や顆間窩へ癒着することがあり，再びエンドポイントが出現することがある．この元の位置と違う場所へ断端が癒着することをマルアタッチメントという．

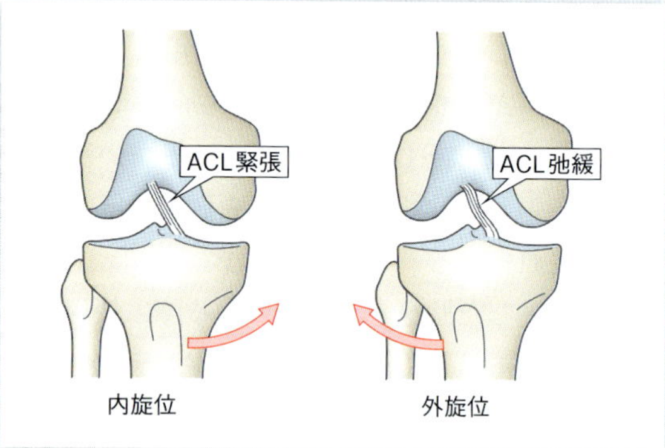

図 14 ● 膝の回旋と ACL の緊張

外側から把持すると，腓骨と外側の筋群も一緒に把持してしまうこととなり，脛骨自体を把持しにくくなるからである．脛骨を内側から把持すると，残った手で外側から大腿骨を把持することができる．さらに被検者をリラックスさせるために，下から支えるイメージを持ちながら，被検者の下肢を把持することが重要となる．

脛骨（図 15）：内側から把持する（腓骨を持たない）．内側顆の遠位のくびれを持つと細くて持ちやすい．母指は脛骨粗面の内側（ACL 再建術後ではちょうど脛骨の骨トンネルの位置と一致する）に位置する．

大腿骨（図 16）：外側から把持する．外側顆の近位のくびれを持つと細くて持ちやすい．母指の位置が，およそ膝蓋骨上縁の 3 ～ 4 横指近位側となる．

3 ラックマンテストの手順とコツ

① 被検者を背臥位とし，検者は測定下肢の側に立つ．教科書的には膝の角度を 20 ～ 30°の屈曲位とするものが多いが，臨床的にこの角度では ACL のエンドフィーリングを感じにくい．膝の角度は 10°前後と，思ったより伸展側の方が ACL のエンドフィーリングがわかりやすい（図 17）．

② 検者は検査に夢中になり，力が入りがちである．力まず検査するとよい（図 18）．

③ 被検者を絶対に力ませてはいけない．しっかりとバランス良く，大腿骨と脛骨を下から支えるイメージで保持すると，被検者はリラックスしやすい（図 19）．被検者に力が入っている場

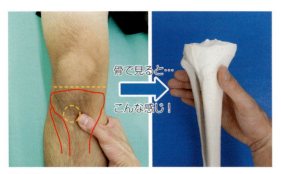

図15 ● 脛骨の持ち手　　　　　　　　　図16 ● 大腿骨の持ち手

図17 ● 膝の角度

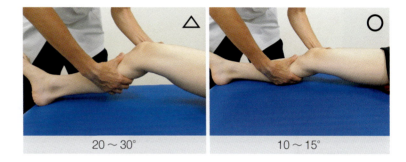

図18 ● 検者は力まない

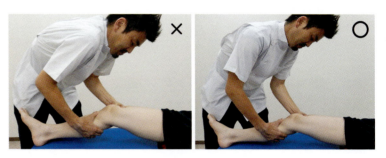

図19 ● 下から支えて被検者をリラックスさせる

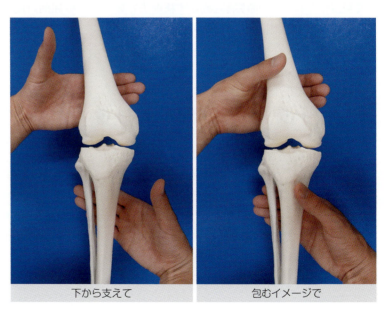

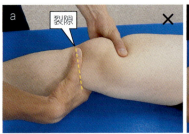
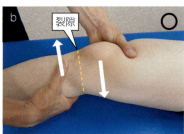

図20 ● 裂隙を動かすイメージ
a　裂隙を持たない
b　裂隙を境に関節を動かすイメージで

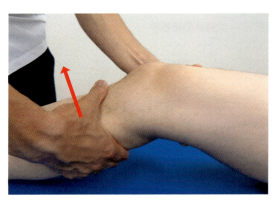

図21 ● 脛骨の操作
脛骨側の手は下から支えるようにし，加速度をもって前方へ引き出す．

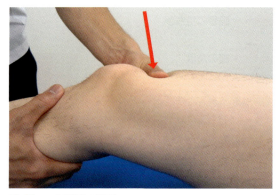

図22 ● 大腿骨の操作
大腿骨側の手はカウンターをあてるように上から下に押し込む．

合は，高い確率で内側ハムストリングスの過収縮を生じており，この部位のリラックスを助言すると脱力しやすい．

④ 脛骨側の手が関節裂隙を持っていることが多く見受けられる．関節裂隙を動かす検査法であるため，裂隙を把持すると良い検査ができない（図20）．

⑤ 脛骨を前方へ引き出すときは，ある程度の加速度をつけて正中位で真っ直ぐに引き出すようにする．ゆっくりと引き出すとエンドフィーリングを感じにくくなる（図21）．

⑥ ⑤と同時に，大腿骨側の手はカウンターをあてるように前方から後方へ押し込むことが重要である．この大腿骨の押し込みと脛骨の引き出しが，タイミング良く同時に行われることが最大のポイントである（図22）．

⑦ さらに脛骨の引き出しと，大腿骨の押し込みのベクトルの方向が平行になるように力を加える．ラックマンテストがうまくいかない場合は，特に大腿骨の押し込みのベクトルが大腿骨に沿って近位側にずれてしまうことが多い（図23）．

⑧ 屈曲角度を変えながらテストをするとエンドフィーリングが強くなる（ハードエンド）角度がある．ハードエンドを感じる角度は個人によって異なり，最もハードエンドを感じやすいのはおよそ屈曲10°前後である（図24）．

⑨ 検者が女性などで手が小さい，非力であるなどの場合，下肢を安定して把持することができずテストがむずかしくなる．このときは，大腿骨遠位部に硬めの枕や台，ロールなどを置くと，下肢を持ち上げる必要がなくなり検査が容易になる．このとき大腿骨は上から台に押しつけるように固定し，脛骨を前方に引き出すことになる．これを modified Lachman test という（図25）．

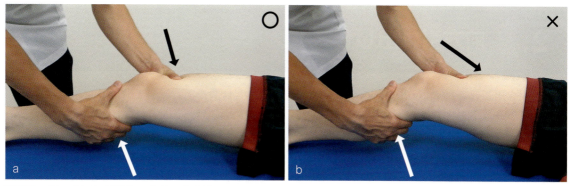

図 23 ● ラックマンテスト：力のベクトル
a 良い例．引き出しと押し込みと力のベクトルが平行になり，前方引き出しの効率が最も良くなる．
b 悪い例．大腿骨の押し込みの力のベクトルが，大腿骨に沿って近位側に逃げてしまい，前方引き出しの効率が悪くなる．

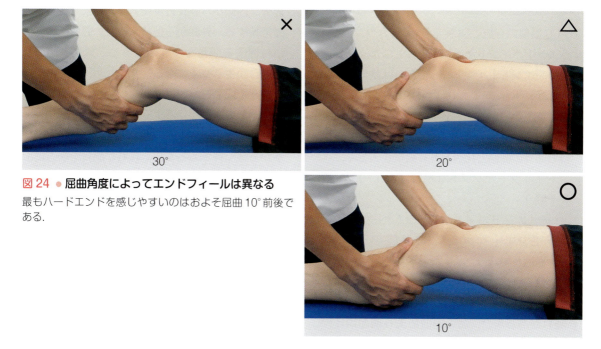

図 24 ● 屈曲角度によってエンドフィールは異なる
最もハードエンドを感じやすいのはおよそ屈曲10°前後である．

図 25 ● modified Lachman test

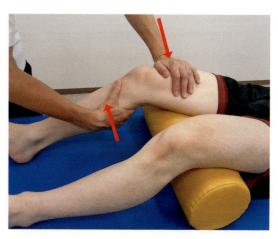

2　前方引き出しテスト

　前方引き出しテスト（Anterior Drawer test）は，ラックマンテストと同様にACL損傷に対する徒手検査法である．膝関節を90°屈曲させて，脛骨を前方に引き出すことから，主にACLの前内側（AM）線維束の緊張を評価している．

1　前方引き出しテストの臨床的意義

① ACL損傷の有無の診断であり，「カツン」というエンドポイントを確認することによって評価する．エンドポイント（＋）であれば陰性，エンドポイント（−）であれば陽性でACLは断裂している．その他，エンドポイントが完全に消失しておらずソフトにエンドポイントを感じる場合もあり，健側と比べ前方移動量が大きく，エンドポイントがソフトな場合はACLの部分断裂を疑う．
② ハードエンドポイントはACL（主にAM線維束）が張り切った時の衝撃である（図26）．
③ 90°屈曲位で行うため，腫れや疼痛の強い急性期には行いにくい．急性期の炎症が軽減し，腫れや疼痛が治まった状態で行う検査法である．
④ 腫れがある場合，膝の屈曲により関節内圧が高まり，前方制動力が高まる．このことから検査の信頼性が落ちる．
⑤ 90°屈曲位で行うためACL以外の靱帯・軟部組織の張力が高まり，前方制動力が高まる．このため，特にジョイントプレイの小さいタイプはACL損傷があっても前方スライド量の差がわかりにくいことがあることを理解しておく．

2　持ち手

　教科書的な方法では脛骨近位の後方を両手で把持し，脛骨を前方に引き出す（図27）．このとき，近位の大腿骨側は固定されていないので，脛骨の引き出しとともに大腿骨（もしくは全身）が一緒に前方に引き出されることが多くなり，はっきりとしたエンドポイントを感じることがむずかしくなる．このため，大腿骨側を固定する必要性が出てくる（図28）．このことによりはっきりとエンドポイントを感じることが可能となる．

脛骨：内側から脛骨近位後方を包むように手全体で把持する．外側から把持すると，脛骨の後外側に位置する腓骨を多く触れることになり，回旋（内旋）が生じやすくなる．このため，裂隙のすぐ遠位を手関節を掌屈位とし，指でつかむのではなく手全体で引っかけるように持つ（図29）．

大腿骨：膝蓋骨，関節裂隙，脛骨粗面にわたり，前から軽く押さえておく．これが脛骨を前方に引き出す力に対するカウンターとなり，エンドポイントを感じやすくなる（図30）．テスト陽性であれば，脛骨近位や脛骨粗面が健側よりも前方に突出してくる感触を手掌で感じることができる．

3　前方引き出しテストの手順とコツ

① 被検者を背臥位にして膝を90°屈曲位とし，前足部に検者の殿部を乗せ下肢を固定する（図31）．
② 内側から脛骨近位後方を把持し，反対の手は膝蓋骨前方，関節裂隙，脛骨粗面を軽く押さえる（大腿骨を後方に押し込むことにより，前方引き出しのカウンターの役割となる）．
③ 脛骨を前方へ引き出すときは，ある程度加速度をつけて正中位で真っ直ぐに引き出すようにする．ゆっくりと引き出すとエンドフィーリングを感じにくくなる（図32）．
④ ③と同時に，大腿骨側の手はカウンターをあ

図26 ● エンドポイントの発生機序

膝屈曲90°で最もACLが緩んだ位置から，脛骨のみを前方へ引き出すことによりACLが張り切り，その衝撃を感覚として感じるものである．

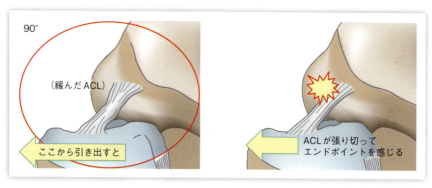

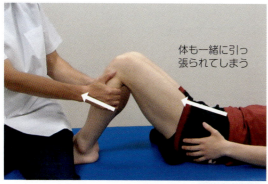

図27 ● 前方引き出しテスト(Anterior Drawer test)

教科書的な方法では，近位の大腿骨側は固定されていないので，脛骨の引き出しとともに大腿骨（もしくは全身）が一緒に前方に引き出されることが多くなり，はっきりとしたエンドポイントを感じることがむずかしくなる．

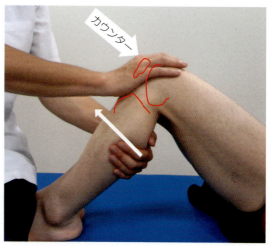

図28 ● 前方引き出しテスト

図29 ● 前方引き出しテスト：脛骨側持ち手

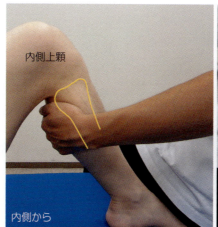

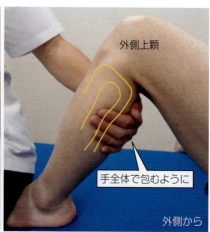

2 前方引き出しテスト 67

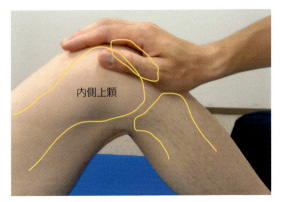

図30 ● 前方引き出しテスト：大腿骨側持ち手

内側上顆

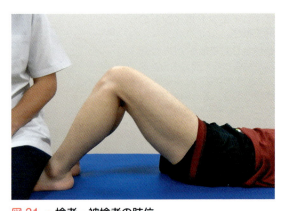

図31 ● 検者・被検者の肢位

被検者を背臥位にして膝を 90°屈曲位とし，前足部に検者の殿部を乗せ下肢を固定する．

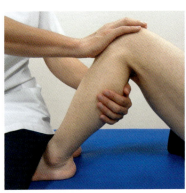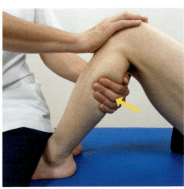

図32 ● 脛骨側の操作

脛骨を前方へ引き出すときは，ある程度加速度をつけて正中位で真っ直ぐに引き出すようにする．

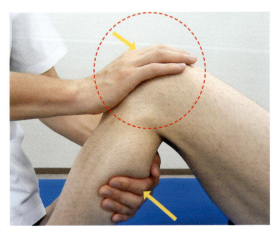

図33 ● 大腿骨側の操作

脛骨の操作と同時に，大腿骨側の手はカウンターをあてるように前から軽く押さえておくことが重要である．このときラックマンテストのようにあまり強く押し込まないようにする．

てるように前から軽く押さえておくことが重要である．このときラックマンテストのようにあまり強く押し込まず，軽く押さえて大腿骨を固定しておくようなイメージである（図33）．
⑤ 内旋位にすると ACL の関与が著明となり，外旋位にすると MCL の評価にもなる（図34）．
⑥ PCL 損傷がある場合，sagging のためにスタートポジションが後方引き出し位にある．このため前方移動量が相対的に大きくなるので，これに惑わされないようにする（図35）．

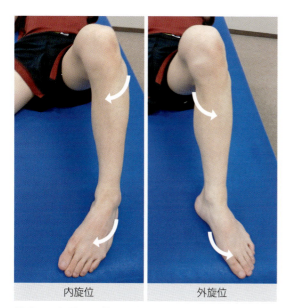

図34 ● 脛骨の回旋の影響
内旋位にするとACLの関与が著明となり，外旋位にするとMCLの評価にもなる．

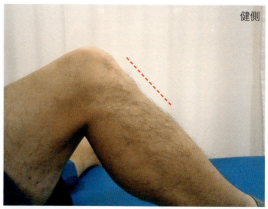
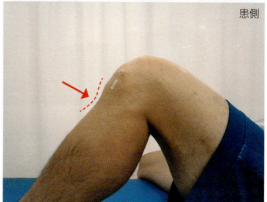

図35 ● PCL損傷の影響
PCL損傷がある場合，saggingのためにスタートポジションが後方引き出し位にある．このため前方移動量が相対的に大きくなる．

3 Nテスト

　ACL損傷後の愁訴は，膝関節の前後方向の不安定性よりも回旋による不安定性が主となる．Nテスト(N-test)はACL損傷に対する回旋不安定性の徒手検査法であり(図36)，ラックマンテストと並ぶACL診断の重要な検査法である．

1 Nテストの臨床的意義

①ACL損傷後に部分断裂や完全断裂後のマルアタッチメントなどが生じると，ラックマンテストではエンドポイントが再度出現することがある．これによりラックマンテストでは評価を間違えることもある．しかし，この場合でもNテストは陰性となることはない．このためNテストは，ACL損傷の徒手検査として最も信頼性が高い．

②NテストはACL損傷の受傷機転を再現した評価法である(図37)．後述するpivot shift testやjerk testと比べ，大腿骨を固定した上で脛

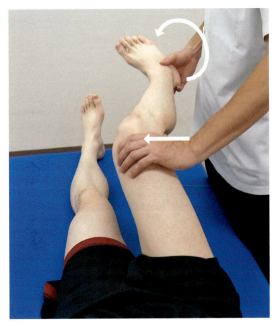

図36 ● Nテスト
膝屈曲・外反，下腿の内旋位から，内旋・外反を維持しながら，膝を伸展させる．健側と比べ，最終伸展域で脱臼感を感じられれば陽性である．

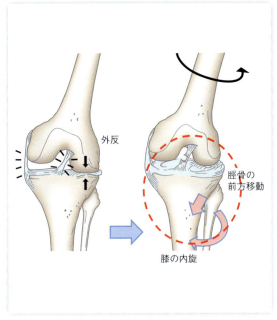

図37 ● NテストはACL損傷の受傷機転の再現である

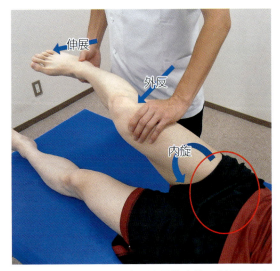

図38 ● Nテストは下肢を股関節内旋ROMにもたれかけて行う

骨を亜脱臼させる操作を加えるため，回旋不安定性（脛骨の前内方への脱臼感）を強く感じやすい．

③ 受傷機転となる膝の肢位や脱臼感を生じさせるため，炎症の強い急性期に適した評価法ではない．
④ NテストはACL損傷の徒手検査の中で信頼性が最も高いが，難易度も最も高い．このため，検査に熟練が必要である．

2 持ち手

Nテストは大腿骨側の持ち手を下から把持することができない．このため，股関節の内旋最終域にて下肢をもたれかける形で下肢を保持する形となり，これでリラックスを図る（図38）．したがって，被検者をリラックスさせることが若干むずかしくなる．

足部：足関節を底背屈中間位からやや底屈位にし，踵底面から踵を包むように把持する（図39）．足部を内側に回旋させることで，下腿の内旋をコントロールする．

図39 ● Nテスト：足部の持ち手

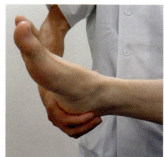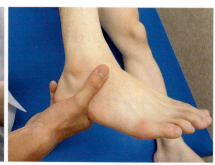

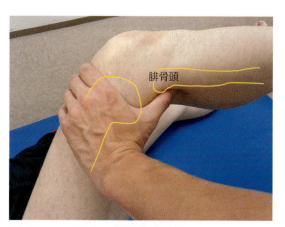

図40 ● Nテスト：膝関節の持ち手

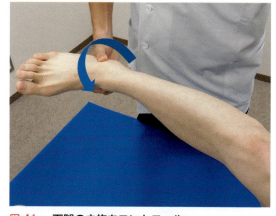

図41 ● 下腿の内旋をコントロール

足関節を底背屈中間位からやや底屈位にし，踵骨を底面から把持する．踵骨を内側に回旋させることにより下腿（膝）に内旋のストレスを加える．

大腿骨：手掌と2～5指で外側上顆の近位部を押さえ膝外反位を強制する．母指は腓骨頭の後方に置く（図40）．

3 Nテストの手順とコツ

① 被検者を背臥位にする．
② 足関節を底背屈中間位からやや底屈位にし，踵骨を底面から把持する．踵骨を内側に回旋させることにより下腿（膝）に内旋のストレスを加え，下腿の内旋をコントロールする（図41）．
③ 2～5指は膝蓋骨の近位に置き，掌部で外側上顆近位部を圧迫する．前額面上に外方から外反ストレスを加え，膝の外反をコントロールする（図42）．母指は，腓骨頭後方から介達的に脛骨を前方へ押し込んでおく（内旋の強制）（図43）．押し込む力の強さは弱すぎても強すぎてもいけない．
④ 被検者が脱力できるように，しっかりとバランス良く（バランスの取れる部位で）膝と踵骨を把持し，膝の外反と内旋を維持したまま，膝60°程度屈曲位からゆっくりと伸展させる（図44）．このとき腓骨頭を母指で軽く前方に押しながら伸展させ，脛骨の外側の前方脱臼を促す．テスト陽性であれば，膝屈曲10～15°付近で脛骨外側がガクッという感触とともに前方に亜脱臼する．その後，完全伸展位になると自然に整復する．
⑤ 教科書的には膝に対して軸圧をかけるように書いているものもあるが，<u>膝の外反ストレスを確実に加えることにより，外側への軸圧は自動</u>

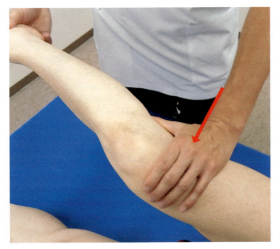

図 42 ● 膝の外反をコントロール

2〜5指は膝蓋骨の近位に置き，掌部で外側上顆近位部を圧迫する．前額面上に外方から外反ストレスを加える．

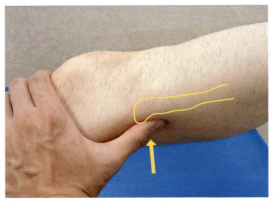

図 43 ● 腓骨頭の前方への押し込み

母指は，腓骨頭後方から介達的に脛骨を前方へ押し込んでおく（内旋の強制）．押し込む力の強さは弱くても強すぎてもいけない．

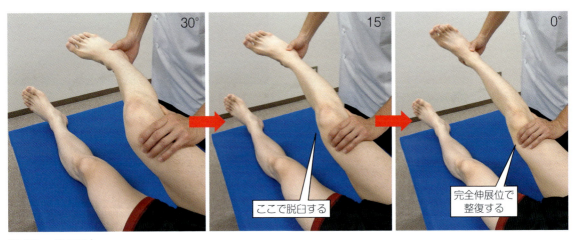

図 44 ● N テスト

膝の外反と内旋を維持したまま，膝60°程度屈曲位からゆっくりと伸展させる．陽性であれば，膝屈曲10〜15°付近で脛骨外側がガクッという感触とともに前方に亜脱臼する．

的に加わっている．むしろ軸圧を加えようとするとテストが困難となることが多いため，軸圧はあまり意識しない方が上手く評価ができる（図45）．

⑥ N テストは ACL 損傷の受傷機転を再現するテストであることから，被検者は不安感・恐怖感を感じやすく防御的筋収縮が入りやすい．このため，N テストのときは被検者が脱力しにくくなることを理解しておく．

⑦ 股関節の内旋可動域の大きい症例では，股関節内旋つまり大腿骨が過剰に内旋してしまい，相対的に膝の内旋が得られにくいため検査がむずかしくなる（図46a）．また，股関節の内旋可動域が小さい症例では，膝を股関節の内側に位置させることがむずかしくなり膝に外反ストレスを加えにくくなることを理解しておく（図46b）．

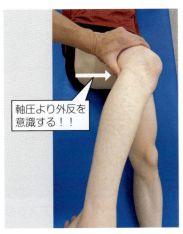

軸圧より外反を意識する！！

図45 ● 軸圧に関して

膝の外反ストレスを確実に加えることにより，外側への軸圧は自動的に加わっている．むしろ軸圧を加えようとするとテストが困難となることが多い．

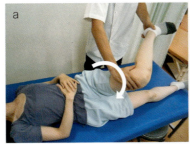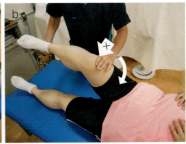

図46 ● 股関節の回旋可動域が与える影響
a 内旋可動域が大きい場合．相対的な膝の内旋位が取りにくい．
b 内旋可動域が小さい場合．膝を内側に位置することが難しくなることから膝の外反位を取りにくい．

4 ピボットシフトテスト・ジャークテスト

ピボットシフト（Pivot shift）テストとジャーク（Jerk）テストは，Nテストと同様にACL損傷に対する回旋不安定性を評価するテストである．Nテストと違い，両テストともに把持するのは下腿のみで，大腿骨側を固定しない形となる．このため，Nテストよりも脛骨外側の前方脱臼を生じさせにくくなる．

なおジャークテストはNテストと同様に，軽度屈曲位から伸展させ亜脱臼感を感じ取る検査である．一方，ピボットシフトテストはNテスト・ジャークテストとは逆に，完全伸展位から屈曲させるときに脱臼位からの整復感を感じ取る検査である．

1 ピボットシフトテスト・ジャークテストの臨床的意義

① Nテストと同様に回旋不安定性の検査方法であり，Nテストよりも簡便である．

② しかし，Nテストのように大腿骨側を固定せずに腓骨を前方に押し出さないため前方亜脱臼を生じさせにくい．

③ Nテストよりも患者は不安感・恐怖感を感じにくいため，被検者は脱力しやすい．

④ Nテストと同様に，両テストともACL損傷の受傷機転を再現した評価法であることから，急性期に適した評価法ではない．

2 持ち手

両テストとも持ち手は同じである．下腿を把持し，介達的に膝関節の外反・内旋をコントロールしたまま膝を屈曲，または伸展させる（図47）．

脛骨近位：膝に外反力を加えるため下腿の近位側を外側から，さらに下から支えるように把持する．部位は下腿近位1/3の最も周径の大きな部位がよい（図48）．

脛骨遠位：内側から内果の上方を包むように，さ

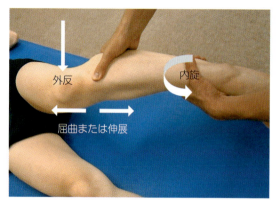

図47 ● ピボットシフトテスト・ジャークテストの持ち手

両テストとも持ち手は同じである．Nテストよりも下からの支持がしっかりできるため，被検者をリラックスさせやすい．

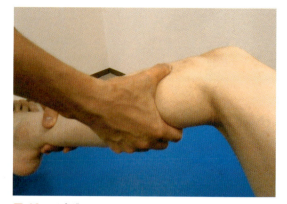

図48 ● ピボットシフトテスト・ジャークテストの持ち手：近位側

下腿近位1/3の最も周径の大きな部位を外側から持つ．

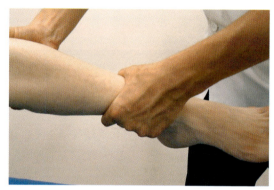

図49 ● ピボットシフトテスト・ジャークテストの持ち手：遠位側

内側から内果の近位を包むように，さらにしっかりと下から支えるように把持する．

らにしっかりと下から支えるように把持する（図49）．

3 ピボットシフトテスト・ジャークテストの**手順**と**コツ**

① ピボットシフトテストは，完全伸展位で膝の外反・内旋ストレスを介達的に加える．この位置からゆっくり屈曲していくとき，15°付近でガクッという亜脱臼位から整復する感触を得られればテスト陽性である（図50）．

② ジャークテストは，膝60°程度屈曲位で膝の外反・内旋ストレスを介達的に加える．この位置からゆっくり伸展していくとき，15°付近でガクッという亜脱臼する感触を得られればテスト陽性である（図51）．

③ 大腿骨を固定していないのと，腓骨頭を押し出していないため，Nテストより膝の脱臼感を感じにくい．

④ 被検者が脱力できるように，しっかりとバランス良く（バランスの取れる部位で）下腿部を把持し下肢全体を安定させる．

⑤ Nテストと比べて下からの支持がしっかりできるため，被検者をリラックスさせやすい．

⑥ 臨床上，ピボットシフトテストとジャークテストは，持ち手が同じ部位であるため両テストを連続的に反復して行える（図52）．すなわち，ジャークテストの亜脱臼とピボットシフトテストの整復を繰り返すと，亜脱臼感がよりわかりやすくなる．しかもNテストほど亜脱臼の強制力がないため，両テストを繰り返し行っても，被検者は意外とリラックスできる．

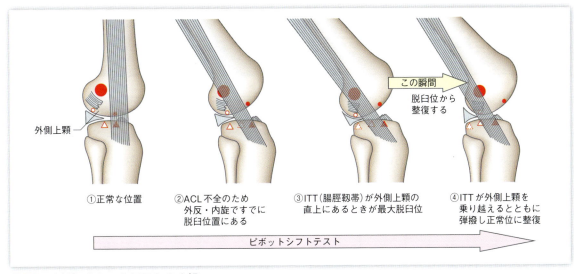

図50 ● ピボットシフトテストの4相

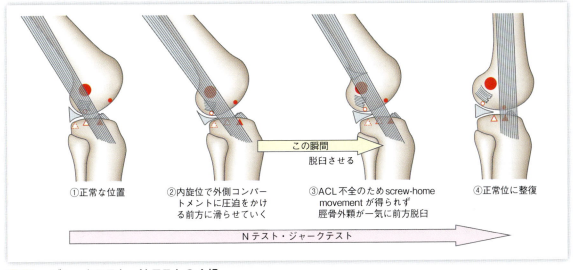

図51 ● ジャークテスト・Nテストの4相

図52 ● ピボットシフト・ジャークテスト

臨床上，ピボットシフトテストとジャークテストは，持ち手が同じ部位であるため両テストを連続的に反復して行える．すなわち，ジャークテストの亜脱臼とピボットシフトテストの整復を繰り返すと，亜脱臼感がよりわかりやすくなる．

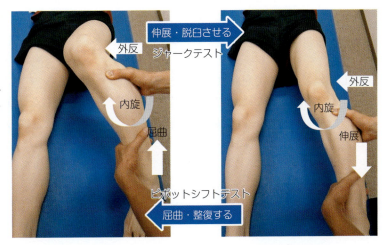

5 後方引き出しテスト

後方引き出しテスト(Posterior Drawer test)はPCL損傷に対する徒手検査法である．ACLの前方引き出しテストと同じく，背臥位で膝90°屈曲位とし，大腿骨を脛骨に対し後方に押し込む．健側と比べ後方への移動量が大きければ陽性である．

1 後方引き出しテストの臨床的意義

① PCL損傷の有無の診断であり，「カツン」というエンドポイントを確認することによって評価する(図53)．エンドポイント(＋)であれば陰性，エンドポイント(－)であれば陽性でありPCLは断裂している．その他，エンドポイントが完全に消失しておらずソフトにエンドポイントを感じる場合もあり，このように健側と比べ後方移動量が大きく，エンドポイントがソフトな場合はPCLの部分断裂を疑う．
② ハードエンドポイントはPCLが張り切った時の衝撃である．
③ 90°屈曲位で行うため可動域制限のある急性期には適さない．また腫れがある場合，屈曲により関節内圧が高まり信頼性が落ちる．
④ PCL損傷の場合，膝90°屈曲位にすると，健側に比べ脛骨近位が後方に落ち込んでいるsagging sign(サギングサイン)を呈している(図54)．
⑤ PCL損傷では膝90°屈曲位での後方動揺性が顕著となる．このため，ACL損傷時の前方引き出しテストと比べ，PCL損傷時の後方引き出しテストは評価しやすい．

2 持ち手

両手根骨で脛骨粗面を挟むように脛骨近位を把持する．母指は脛骨粗面から膝蓋腱，裂隙に当てる(図55)．

3 後方引き出しテストの手順とコツ

① 被検者は背臥位で膝90°屈曲位とし，前足部に検者の殿部を乗せ下肢を固定する(図56)．
② 本テストのスタートポジションは脛骨が後方に落ち込んだ位置(sagging sign)になりやすいので，健側と同じ位置まで前方に引き出し，その位置からの後方移動距離を評価することが重要である(図57)．
③ PCLの完全断裂はACLの断裂ほど多くない印象である．エンドポイントを感じることは多く，その移動距離を確実に感じることが大事である．
④ PCL損傷はACL損傷に比べ疼痛が遷延しやすい印象がある．疼痛の消失はリハビリテーションを進めるうえで重要な因子となる．"knock the PCL" testは，90°屈曲位で脛骨粗面を正面から叩打し，後方剪断ストレスを加えることによって膝窩部痛の有無や程度を評価でき，PCL損傷後の炎症症状の改善を評価するのに有用である[2](図58)．
⑤ 下腿を外旋位にすると後外側支持機構(PLS)の不安定性の評価にもなる(図59)．PLSに損傷がある場合，後外側への外旋可動域と不安定性が増加する．

図 53 ● PCL のハードエンドポイント

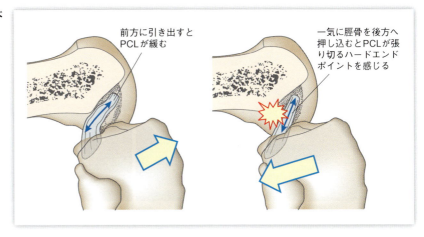

前方に引き出すと PCL が緩む

一気に脛骨を後方へ押し込むと PCL が張り切るハードエンドポイントを感じる

図 54 ● sagging sign
PCL 損傷により脛骨が後方へ落ち込んでいる．

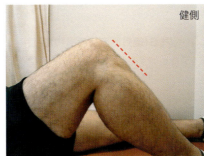
健側

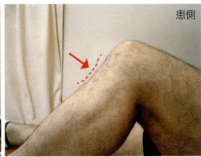
患側

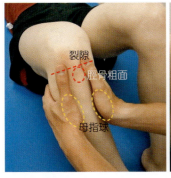

裂隙
脛骨粗面
母指球

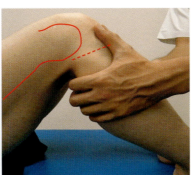

図 55 ● 後方引き出しテスト：持ち手
健側と同じスタートポジションから，母指側手根骨で後方へ押し込む．

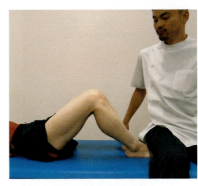

図 56 ● 検者と被検者の肢位

図 57 ● 後方引き出しテスト
スタートポジションは脛骨が後方に落ち込んだ位置（sagging sign）になりやすいので，<u>健側と同じ位置まで前方に引き出し</u>（a），その位置からの後方移動距離（b）を評価する．

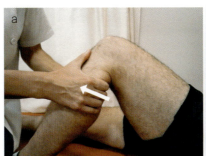
a

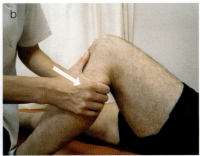
b

5　後方引き出しテスト

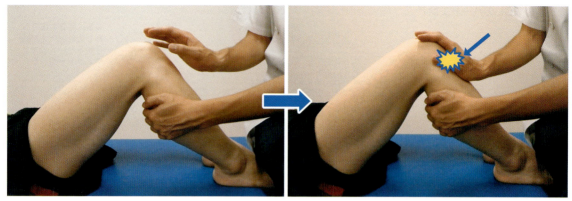

図58 ● knock the PCL
90°屈曲位で脛骨を叩打し，疼痛の有無や程度を評価する．炎症症状の改善を評価するのに有用である．

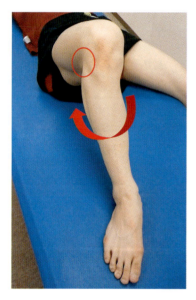

図59 ● PLS（後外側支持機構）の評価
下腿を外旋位にするとPLSの不安定性の評価にもなる．

6 外反ストレステスト・内反ストレステスト

外反ストレステスト（Valgus Stress test）はMCL損傷に対する，内反ストレステスト（Varus Stress test）はLCL損傷に対する徒手検査法である．

1 外反ストレステスト・内反ストレステストの臨床的意義

① 外反ストレステストはMCL損傷に対する検査法であり，膝関節に外反ストレスを加え内側関節裂隙を開大させる．健側と比べ大きく開大すれば陽性となりMCL損傷となる．
健側と比べて，
 1) 完全伸展位での動揺性（＋）はⅢ度損傷（重症）である．
 2) 約30°屈曲位での動揺性（＋）はⅡ度損傷（中等度）である．
 3) 約30°屈曲位での動揺性（−）はⅠ度損傷（軽症）である．
（Ⅲ度損傷の場合はACL損傷の合併を疑う）
② 内反ストレステストはLCL損傷に対する検査法であり，膝関節に内反ストレスを加え外側関節裂隙を開大させる．健側と比べ大きく開大すれば陽性となりLCL損傷となる．
健側と比べて，
 1) 完全伸展位での動揺性（＋）はⅢ度損傷（重症）である．
 2) 約30°屈曲位での動揺性（＋）はⅡ度損傷（中等度）である．
 3) 約30°屈曲位での動揺性（−）はⅠ度損傷（軽症）である．

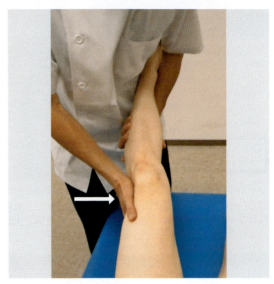

図60 ● 外反（内反）不安定性テスト
教科書的評価方法：下腿を腋で挟み保持する．外側（内側）上顆から内側（外側）方向へ押し外反（内反）ストレスを加える．健側と比べ，動揺性が大きければ陽性である．関節裂隙を触診する．

2 持ち手

教科書的な評価としては，下腿を腋で挟み保持する．外側（内側）上顆から内側（外側）方向へ押し外反（内反）ストレスを加え，このとき関節裂隙を触診し関節裂隙の開大を確認する方法がある（図60）．また，筆者が臨床的に行う方法は近位の持ち手は下から支え，遠位の持ち手は床面も利用し固定することで，前額面上でストレスを加えるポジションを取ることを意識している（図61）．
膝関節近位：大腿骨顆部を下方・側方から支えるように把持する（図62，63）．
脛骨遠位：踵部を床面に軽く固定するように，果部を下方・側方から支え把持する（図64，65）．

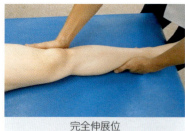
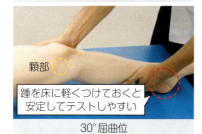

図61 ● 外反(内反)ストレステスト：持ち手

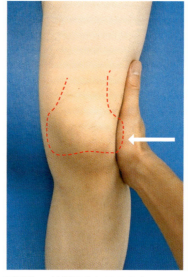

図62 ● 外反ストレステスト
持ち手：大腿部

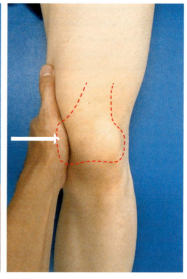

図63 ● 内反ストレステスト
持ち手：大腿部

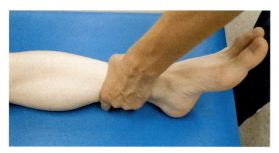

図64 ● 外反ストレステスト　持ち手：脛骨遠位

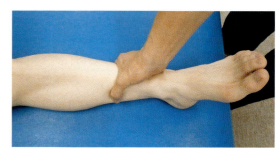

図65 ● 内反ストレステスト　持ち手：脛骨遠位

3 外反ストレステスト・内反ストレステストの**手順**と**コツ**

① 本テストは膝を正中位とし，前額面上で外反または内反ストレスを加えなければならない．そのため，股関節を回旋させないように十分注意し，膝の正中位をキープすることがきわめて重要となる(図66)．すなわち，外反ストレステストのときは股関節が内旋しないように，内反ストレステストのときは股関節が外旋しないように注意する．

② 被検者を背臥位とする．股関節が回旋しやすいのは膝30°屈曲位としたときであり，特に膝関節部の把持・誘導がポイントとなる．このとき踵を軽く床につけておくと股関節は回旋しにくい(図67)．

③ 膝(膝蓋骨)の正中位をキープしながら，確実に前額面上での外反(内反)ストレスを加える．健側よりも不安定であればテスト陽性である．外反(内反)ストレスは近位・遠位に対して同時に力を加えることがポイントである(図68)．

④ スタートポジションを正確に膝の内外反の正中位としなければならない．例えば，内反不安定性がある場合，スタートポジションが内反位となり，そこから外反させると外反不安定性があるように感じるので誤った評価となる．

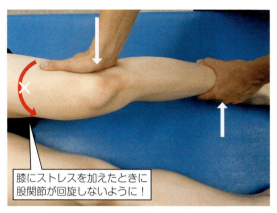

図66 ● ストレスを加える際のポイント

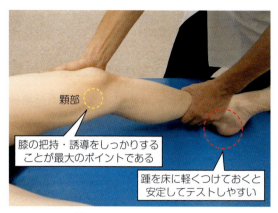

図67 ● 股関節を回旋させないコツ

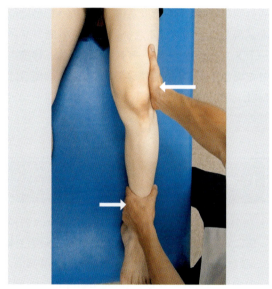

図68 ● 外反(内反)不安定性テストの"コツ"
近位・遠位部に同時にストレスを加える.

7 ダイアルテスト

ダイアルテスト（Dial test）は後外側支持機構（PLS）の損傷に対する徒手検査法である．ダイアルテストは腹臥位で膝屈曲30°または90°とし，足部を把持し外旋させ，膝関節の外旋可動域の左右差を評価することにより，膝関節の後外側（外旋）不安定性を評価するものである（図69）．

本テストでは大腿骨に対して脛骨を外旋位に誘導するが，後外側の不安定性を評価することから，膝関節の内側コンパートメントを軸とし，脛骨外側を後方へ移動させる後外側方向への外旋位を誘導しなければならない（図70）．外側コンパートメントを軸として，脛骨内側を前方へ移動させた場合も同じく外旋誘導となるが，この場合はMCLの不安定性のテストとなり，前内側不安定性のテストとなる（図71）．

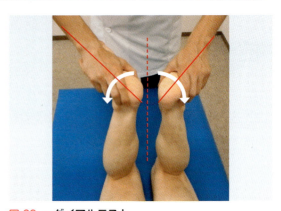

図69 ● ダイアルテスト
健側と比べ，外旋可動域が大きければ陽性である．

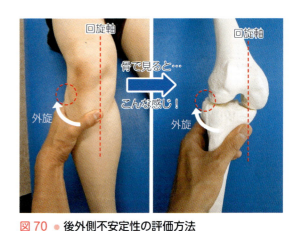

図70 ● 後外側不安定性の評価方法
内側コンパートメントを軸とし，脛骨外側を後方へ移動させる後外側方向への外旋位を誘導．

1 ダイアルテストの臨床的意義

① 後外側支持機構 posterolateral structures の損傷に対する検査方法であり，特に膝窩筋複合体（膝窩筋腱，popliteofibular ligament，膝窩筋）の後外側回旋不安定性 posterolateral rotatory instability を評価している（図72）．
② 屈曲30°での不安定性は後外側支持機構の損傷を，屈曲90°での不安定性はさらにPCL損傷の合併を反映するといわれている．
③ ダイアルテストが陽性となる症例は，PCL損傷の症例に多い．また，膝OAなどの内反変形の症例や，若年者での膝関節外旋起因の障害をもつ症例にもみられることがある．また本テストが陽性となる場合，被検者は後外側への不安定感や疼痛を訴えることもある．
④ 本テストはフットアングルの左右差で不安定性を評価する．すなわち足部長軸が健側より外旋位になればテスト陽性となる．しかしなが

ら，従来フットアングルは左右差があるため，純粋な膝の外旋の左右差として捉えるのはむずかしい．また，足部を外旋させるため足関節の可動性が加わることで誤差が生じやすい．

2 持ち手

ダイアルテストは腹臥位で膝屈曲位とし足部を

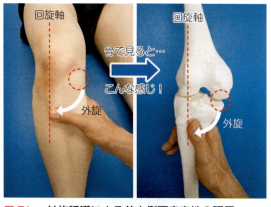

図71 ● 外旋誘導による前内側不安定性の評価

外側コンパートメントを軸とした脛骨内側を前方へ移動させた場合も同じく外旋誘導となるが，この場合はMCLの不安定性のテストとなり，前内側不安定性のテストとなる．

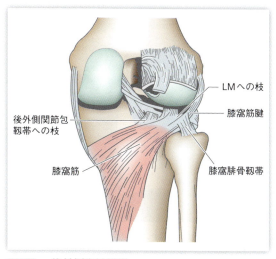

図72 ● 後外側支持機構

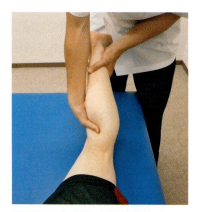

図73 ● ダイアルテスト変法

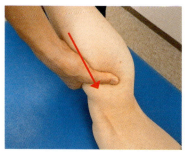

図74 ● ダイアルテスト
持ち手：脛骨近位部

内側から脛骨を把持し，内側コンパートメントに垂直に軸圧を加える．

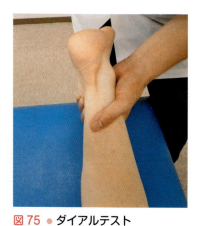

図75 ● ダイアルテスト
持ち手：脛骨遠位部

足関節底背屈中間位にて外側から把持し，下腿の外旋を操作する．

把持するが，前述したように足部の位置（フットアングル）を評価すると膝の外旋不安定性を評価するのはむずかしい．したがって，筆者は膝自体の外旋不安定性を評価するため，下腿を把持し，大腿骨の内側に軸圧を加えながら評価を行う（図73）．

脛骨近位部：内側から脛骨を把持し，内側コンパートメントに垂直に軸圧を加える（図74）．

脛骨遠位部：足関節底背屈中間位にて外側から把持し，下腿の外旋を操作する（図75）．

3　ダイアルテストの手順とコツ

① 被検者を腹臥位とし，膝を30°屈曲位とする．
② 大腿骨に対して脛骨を外旋位に誘導する．このとき近位側の手で内側コンパートメントに軸圧を加え，遠位側の手で脛骨外側を後方へ移動させることで後外側方向への外旋位を誘導する（図76）．本テストのように腹臥位になると重力の影響を受け，膝には前方剪断力が生じやす

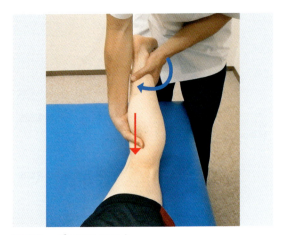

図76 ● ダイアルテスト
（膝30°屈曲位，腹臥位左下肢）

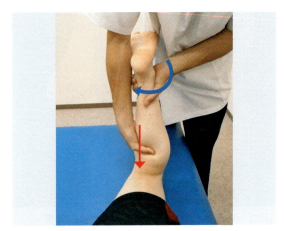

図77 ● ダイアルテスト
（膝90°屈曲位，腹臥位左下肢）

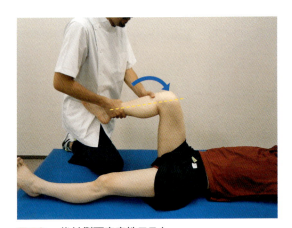

図78 ● 後外側不安定性テスト

くなる．このため，意識せずに外旋誘導すると外側コンパートメントを軸とした前内側方向への外旋誘導となりやすく，MCLの検査となるため注意が必要である．

③ 本テストを左右で行うことにより，膝自体がどれだけ外旋方向（後外側方向）に移動するかを把握し，健側よりも不安定性があるか，左右差で評価しなければならない．

④ 同時に後十字靱帯の不安定性を評価する場合，膝90°屈曲位とし，持ち手は同じで内側コンパートメントに軸圧を加えながら下腿外旋を加える（図77）．

別法として，筆者は大腿骨に対する脛骨の回旋量を評価するため，背臥位にて直接脛骨を把持して外旋させることにより，後外側不安定性を評価している（図78）．

4 後外側不安定性テストの持ち手

被検者を端座位または背臥位とし，下腿をしっかりと把持する．

脛骨近位部：脛骨粗面の遠位部を，第1指と第2指でまたぐように外側からしっかり把持する（図79a）．

脛骨遠位部：足関節果部の近位を内側から包むようにしっかり把持する（図79b）．

5 後外側不安定性テストの手順とコツ

① 被検者を背臥位または端座位にする．このことで脛骨は重力にさらされるため後外側不安定性が生じやすくなり，軸圧を加えることなく検査が可能となる．

② スタートポジションで膝を正中位とする．30°屈曲位では脛骨粗面の位置が，膝蓋骨尖からやや外側であり，90°屈曲位ではQアングル0°

図79 ● 後外側不安定性テスト：持ち手
a 近位部：脛骨粗面の遠位部を外側からしっかり把持する．
b 遠位部：足関節果部の近位を内側からしっかり把持する．

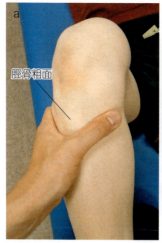
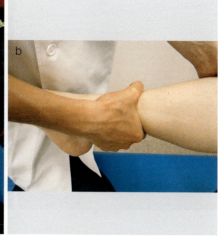

図80 ● スタートポジション

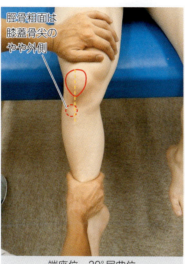
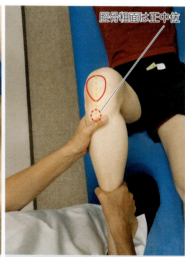

端座位　30°屈曲位　　背臥位　90°屈曲位

（脛骨粗面が膝蓋骨尖の真下）である（図80）．足部と下腿の重みによりスタートポジションが外旋位になりやすいため注意する．
③ 下腿近位を外側から，遠位を内側から把持する．近位部は母指が脛骨粗面の上に乗るように，遠位部は遠位1/3のあたりをしっかり把持する．
④ 30°屈曲位で後外側支持機構を評価する場合，背臥位または端座位で評価を行う．背臥位の場合，同時に股関節の外旋が生じやすく膝の外旋ストレスを加えるのがむずかしくなるので注意する（図81a）．

⑤ 端座位での評価は背臥位よりも行いやすく，この場合，椅子またはベッド端に座ってもらい，膝30°屈曲位で脛骨外側を後方へ移動させるように下腿外旋を加え，左右の外旋量の差を評価する．この時，検者が大腿骨を固定する，もしくは被検者に大腿骨を固定してもらうことで，膝の外旋ストレスを加えやすくなる（図81b）．
⑥ 90°屈曲位で後外側支持機構＋PCLを評価する場合，背臥位とし，膝関節90°屈曲位で下腿外旋を加える（図82）．
⑦ 被検者をリラックスさせ，しっかりと下腿を

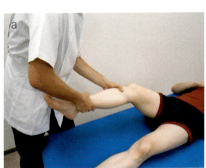
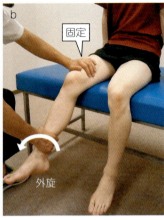

図81 ● 30°屈曲位でのテスト
a 背臥位，b 端座位

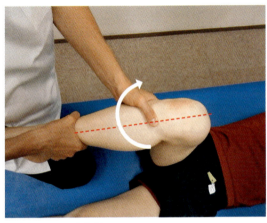

図82 ● 90°屈曲位でのテスト
大腿骨は動かさず，下腿内側を軸とする．遠位部で外旋ストレスを加える．

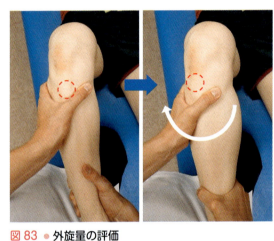

図83 ● 外旋量の評価
遠位部で外旋ストレスを加え，近位部で脛骨粗面の外旋移動量を感じる．

把持し，脛骨外側を後方へ移動させるように下腿内側を軸として外旋ストレスを加える．
⑧ 脛骨粗面（下腿）の外旋方向への動きを近位部の母指で感じながら，左右の外旋量の差を評価する（図83）．

8 マックマレーテスト

マックマレーテスト（McMurray test）は半月板損傷に対する徒手検査法である．半月板の損傷部位に，大腿骨と脛骨による圧迫・回旋力を加えることにより，疼痛やクリック音を誘発させる検査法である．半月板は内側と外側に存在し，それぞれ前節・中節・後節に分かれるため，損傷当該部位にストレスを加えるためには，肢位の操作方法が全く異なる（図84）．

1 マックマレーテストの臨床的意義

① 半月板損傷に対する検査方法である．
② 屈伸と回旋の組み合わせにより，半月板の損傷当該部位に圧迫ストレスを加え，器質的な問題がないか調べる．
③ この検査により疼痛やクリック音が生じればテスト陽性とし，半月板損傷があると診断される．

2 持ち手

検査する体側に立ち，下肢をしっかり把持する（図85）．
膝関節：膝蓋骨前面から膝全体を包むように把持する（図86）．
踵部：足関節をやや底屈位にして踵底面からしっかり把持する．内側半月板（MM）の検査時は足底を内側から把持し，外側半月板（LM）の検査時は足底を外側から把持する（図87）．

3 マックマレーテストの手順とコツ

① 被検者を背臥位にする．半月板損傷は中節から後節の損傷が多いため，膝関節は深屈曲位とすることが多くなる（図88）．
② 半月板は脛骨上に固定されているため，半月板にストレスをかけるためには，大腿骨顆部に対して脛骨をこすりあげるようにイメージし回旋させる（図89）．
③ MMの場合は，まず屈曲→内反→外旋の順で膝関節の肢位を誘導し，膝は股関節より外側へ位置させる．そのまま膝は固定した状態とし，足部側は円を描きながら脛骨内側後方を大腿骨内側顆にこすり上げるように連続的に回旋ストレスを加えていく（図90）．このとき健側と比べ疼痛やクリック音を感じれば陽性となる．
④ LMの場合は，まず屈曲→外反→内旋の順で関節の肢位を誘導し，膝は股関節より内側へ位置させる．そのまま膝は固定した状態とし，足部側は円を描きながら脛骨外側後方を大腿骨外側顆にこすり上げるように連続的に回旋ストレスを加えていく（図91）．このとき健側と比べ疼痛やクリック音を感じれば陽性となる．
⑤ 膝の屈曲角度は，140～150°ほど深屈曲位の方が圧迫ストレスを加えやすく信頼性が高い．屈曲角度が90～100°くらいでは，半月板にストレスが加えにくくテストの信頼性は劣る（図92）．
⑥ MMは安定性が高いため，そもそも不安感を感じにくい．反対にLMは不安定なため健常膝でも疼痛・違和感・不安感を感じやすい．
⑦ 前節の損傷の評価では，前額面以外が中後節の評価と逆の関節運動を加えることになる．MMでは軽度屈曲→内反→内旋の順で関節の肢位を操作し，脛骨内側前方を大腿骨内側顆にこすり上げるように膝を伸展していく（図93）．LMでは軽度屈曲→外反→外旋の順で関節の肢位を操作し，脛骨外側前方を大腿骨外側顆にこすり上げるように伸展していく（図94）．MMもLMも健側と比べ疼痛やクリック音を感じれ

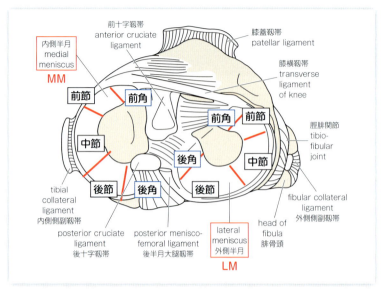

図84 ● 半月板と損傷当該部位
マックマレーテストでは，内側半月板，外側半月板，前節・中節・後節などの，損傷当該部位にストレスを加えるためには，肢位の操作方法が全く異なる．

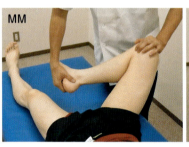 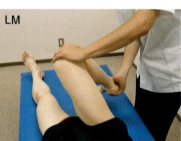

図85 ● マックマレーテスト(中〜後節)
体側に立ち，下肢をしっかり把持する．

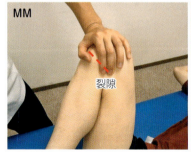 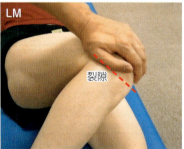

図86 ● マックマレーテスト
持ち手：膝関節

膝蓋骨前面から膝全体を包むように把持する．

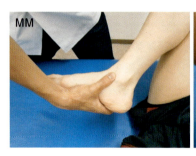 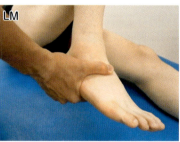

図87 ● マックマレーテスト
持ち手：踵部

足関節をやや底屈位にして踵底面からしっかり把持する．

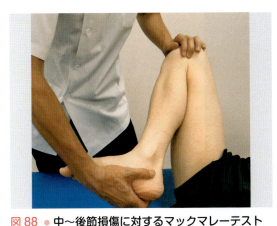

図88 ● 中～後節損傷に対するマックマレーテスト
半月板損傷は中節から後節の損傷が多いため，膝関節は深屈曲位とすることが圧倒的に多くなる．

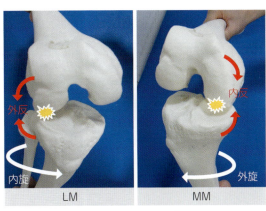

図89 ● ストレスをかけるイメージ
半月板は脛骨上に固定されているため，半月板にストレスをかけるためには，脛骨をこすりあげ大腿骨顆部にぶつけるようにイメージする．

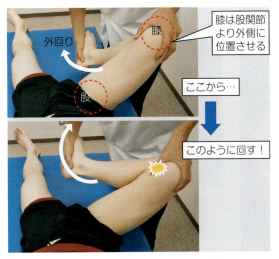

図90 ● マックマレーテスト（MM 中～後節）

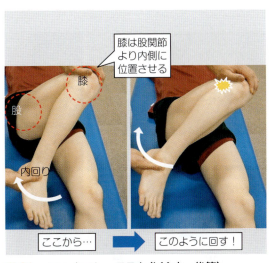

図91 ● マックマレーテスト（LM 中～後節）

図92 ● 膝関節の屈曲角度
中～後節の検査では，膝の屈曲角度は140～150°と深屈曲位の方が圧迫ストレスが加わりやすく信頼性が高い．

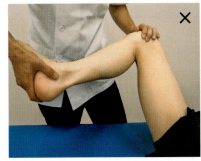
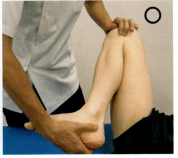

ば陽性となる．また前節損傷の場合，MM，LMにかかわらず膝を過伸展するとストレスが加わる．背臥位で裂隙を押し込み膝を伸展させることでストレステストが可能となる（図95）．
⑧この検査の陽性は疼痛とクリックとされているが，クリックが生じることは意外と少ない．

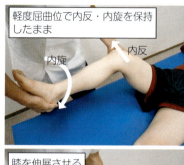
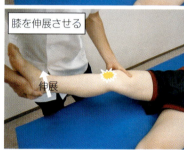
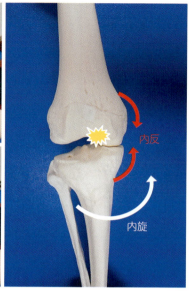

図93 ● マックマレーテストMM（前節）

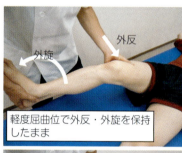
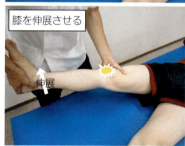
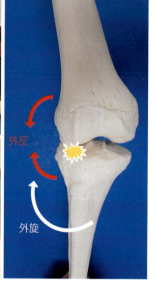
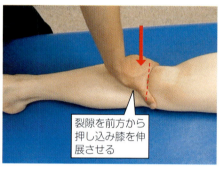

図95 ● 前節損傷のストレステスト

図94 ● マックマレーテスト（LM前節）

疼痛の出現をベースと考えて検査を行うのがよい．半月板損傷起因のクリックは疼痛が同期して生じるため，これを必ず確認しておく．

⑨ 正常膝の場合でもクリック様の感覚を得ることが時折あるので，それが半月板の損傷と短絡的に捉えてはいけない．

⑩ 本検査では半月板にかなり大きなストレスを加えることができる．このため，半月板損傷が重度の場合，ロッキング（嵌頓）を生じさせる場合がある．重度損傷の場合は強いストレスは加えないように十分注意する．

9 膝蓋跳動テスト

　膝蓋跳動テスト（Ballottement of patella test）は膝蓋骨叩打テスト（patellar tap test）ともいわれ，膝関節内の水腫（または血腫）の有無を評価する徒手検査法である．膝関節の障害・外傷後，または術後などに腫れ（水腫または血腫）を生じることは多々あり，良好に経過すると腫れは改善し消失していく．膝に対する負荷量が大きすぎる場合や器質的に関節内が破綻している場合などは腫れが持続することが多く，治療に難渋することが多い．このため，治療上の運動量が適切かどうかを判断するため，また膝の状態が良好に経過しているかを評価するために本テストを施行することが多い．

　膝蓋跳動テストは日々の臨床やスポーツ現場などにおいて簡便に行うことができ，またリハビリテーションやスポーツの前後において多用されるテストである．

1 膝蓋跳動テストの臨床的意義

① 本テストは急性期から可能な検査であり，膝関節内の水腫または血腫の貯留の有無を評価する検査である．
② 膝関節を完全伸展位とすると，関節内にある水腫の大部分は関節包の前方にある膝蓋上嚢へ移動する．この水腫を徒手によって圧迫し膝蓋骨の部分へ集めることにより，膝蓋骨を浮かせてテストを行う．水腫によって浮いた膝蓋骨を大腿骨に向かって上から押し込むと，膝蓋骨と大腿骨が衝突し「コツン」という骨性の感触がする．この感触があればテスト陽性である（図96）．
③ 健常な膝では関節内にある滑液が少量のため，膝蓋跳動テストはほとんど陰性となる．しかし正常であるにもかかわらず，テスト時に「コツン」と感じられることもある．この場合，健側と比べ明らかに感覚が強く感じられれば陽性となる．
④ 約15°以上の屈曲角度になると，関節前面にある水腫が関節内に入ってしまう（図97）．このため，膝がある程度伸展位でないと検査が不可能となる．明らかに膝が腫れていても，伸展制限などにより膝が屈曲位であると，本テストは陰性となることを理解しておくとよい．
⑤ 明らかに膝が腫れているように見える場合でも膝蓋跳動が陰性の場合がある．例えば，柔道選手などの膝を頻繁に床にこすりつけている競技の選手に多くみられるが，この場合関節外（滑液包）が腫れていることが多い．
⑥ 水腫は治療上，最も回復を阻害する炎症症状であり，本テストは膝関節における炎症回復の指標として，かなり有用な検査である．

2 持ち手

　膝関節伸展位とする．膝蓋跳動テストは本来，膝蓋骨の近位である大腿骨側から関節包を圧迫し関節液を集めて行うテストである（図98）．しかし，臨床的には膝蓋骨の遠位である膝関節裂隙から関節包を圧迫した方が本テストを行いやすいことも多い（図99）．どちらにしてもテストは成立する．このとき，膝蓋骨に触れてはいけない．

　その状態から，第1指（または第2指）にて膝蓋骨中央部を大腿骨に押し込む．

3 膝蓋跳動テストの手順とコツ

① 被検者を背臥位にし，膝伸展位で行う．
② 膝蓋上嚢部にある水腫を上から下に流し込むようにイメージして，膝蓋骨底近位を包み込む

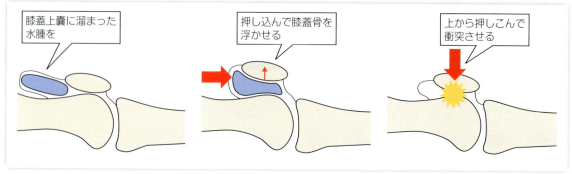

図 96 ● 膝蓋跳動の原理（イメージ）

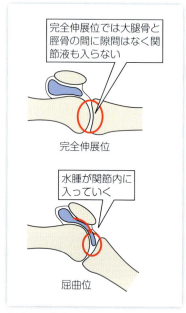

図 97 ● 角度による水腫の移動

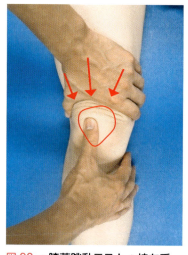

図 98 ● 膝蓋跳動テスト：持ち手

膝蓋跳動テストは本来，膝蓋骨の近位である大腿骨側から関節包を圧迫し関節液を集めて行うテストである．

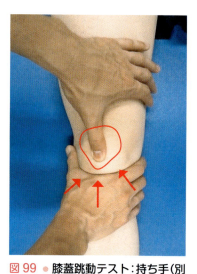

図 99 ● 膝蓋跳動テスト：持ち手（別法）

膝蓋骨の遠位である膝関節裂隙から関節包を圧迫した方が本テストを行いやすいことが多い．

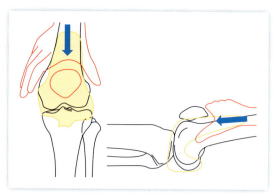

図 100 ● 関節包圧迫のイメージ

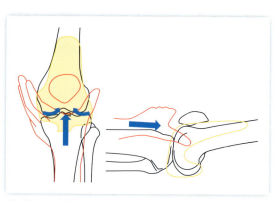

図 101 ● 関節包圧迫のイメージ

ように圧迫する（図100）．そのまま他方の手で膝蓋骨中央を下に押し込む．コツコツと骨と骨がぶつかる音がすれば陽性であり，水腫が貯留している．または，関節裂隙前方にある水腫を下から上に流し込むようにイメージして，膝蓋骨尖遠位を包み込むように圧迫する（図101）．その状態で他方の手で膝蓋骨中央を下に押し込む．同様にコツコツと骨がぶつかる音がすれば陽性であり，水腫が貯留している．意外と裂隙方向から関節包を圧迫した方が簡便で検査しやすい場合が多い．

③ 膝蓋跳動が陰性でも，第三者に上下からしっかり圧迫してもらうと陽性になる場合がある．厳密に本検査を行いたい場合は，一人が両手で近位・遠位からしっかり圧迫して，もう一人が膝蓋骨を上から押すことが望ましい（図102）．

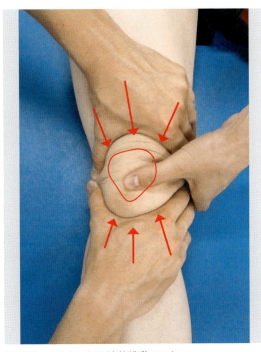

図102 ● 2人で行う膝蓋跳動テスト

10 膝蓋下脂肪体の評価

　膝関節疾患で疼痛を生じやすい部位は，関節包や滑膜，脂肪体などの軟部組織である．その中でも最も疼痛を生じやすい軟部組織は膝蓋下脂肪体である．そして疼痛が生じている膝蓋下脂肪体は，そのほとんどが硬化している．そのため硬化した膝蓋下脂肪体をモビライゼーションし，健側と同様の柔軟性を獲得させると疼痛が改善することが多い．

1 膝蓋下脂肪体の評価の臨床的意義

① 膝蓋下脂肪体は膝蓋腱の深部と内側・外側半月板を前節でつないでいる横靱帯に付着している（図103）．膝蓋下脂肪体は膝関節の前方の間隙を埋めるように存在しており，屈伸運動の際のショックアブソーバーの役割を果たしている．すなわち，関節運動による機械的ストレスを最小限に抑え，円滑な運動を遂行させるためのきわめて重要な組織である．

② 膝蓋下脂肪体は屈曲位では関節の深部に位置し，伸展するに伴い深部から絞り出されるように関節の前方に移動していく（図104）．そのため，屈曲位では膝蓋下脂肪体に触れることが困難となる．このような理由から，膝蓋下脂肪体の評価や治療を行う場合は，膝関節伸展位で行わなければならない．

③ ACL損傷，半月板損傷，膝OAなどの疾患を問わず，また手術の有無にかかわらず，膝疾患に罹患している場合，膝蓋下脂肪体に疼痛を生じることがほとんどである．

④ 膝関節の内視鏡手術を行った場合，内視鏡挿入口となるポータル部分の深部に膝蓋下脂肪体が存在することから，ポータル部の深部に炎

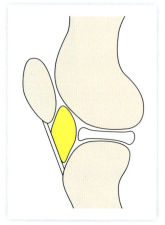

図103 ● 膝蓋下脂肪体 (infrapatellar fat pad, Hoffa's fat pad)

膝蓋下脂肪体は膝関節の前方の間隙を埋めるように存在しており，屈伸運動の際のショックアブソーバーの役割を果たしている．

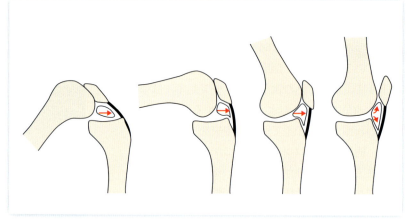

図104 ● 膝蓋下脂肪体の移動

膝蓋下脂肪体は屈曲位では関節の深部に位置し，伸展するに伴い深部から絞り出されるように関節の前方に移動していく．

症・癒着・硬化が必発する(図105)．そのため臨床上は，この部分の評価・治療を行うことが多くなる．直接的にポータル付近のモビライゼーションを行う場合，術創が閉じ，強度が得られる術後3〜4週経ってからとする．それまでは，ポータルから離れた部位から間接的にモビライゼーションを加える程度にする．

2 持ち手

膝関節は伸展位とする．伸展位では，膝蓋下脂肪体は関節裂隙の前面に広がって位置している(図106)．膝蓋下脂肪体を動かすときは，原則として大腿骨を固定し，他方の手の母指で膝蓋下脂肪体を動かすと最も効率的である．

3 膝蓋下脂肪体の評価の手順とコツ

膝蓋下脂肪体は一つの脂肪体の塊であるが，評価は正中部・膝蓋骨内側縁・膝蓋骨外側縁の3部位に分けて行う．また，評価手技はそのまま治療手技となる．膝は完全伸展位とする．

① 膝蓋腱の下方に位置する膝蓋下脂肪体の正中部を評価する．図107のように膝蓋腱の深部に存在するため，膝蓋腱に直交するように膝蓋下脂肪体を動かす．このとき，両母指にて反対側に流し込むように移動させる[3]．健側と比べて硬さを感じれば，その部位の膝蓋下脂肪体は硬化しており，疼痛や運動機能低下の原因となっていることが多い．内側もしくは外側が硬い場合があるため，両方とも評価する(図108)．治療する場合は健側と同じ柔らかさになるまで，若干強めにゆっくりマッサージする．

② 膝蓋下脂肪体は膝蓋骨内側縁と外側縁の下部にも位置している(図109)．このため膝蓋骨内側縁と大腿骨の間，膝蓋骨外側縁と大腿骨の間を，近位から遠位に向けて圧迫しながら硬さを評価する．健側と比べて硬さを感じれば，その部位の膝蓋下脂肪体は硬化しており，疼痛や運動機能低下の原因となっていることが多い(図110)．治療する場合は健側と同じ柔らかさになるまで，若干強めにゆっくりマッサージする．

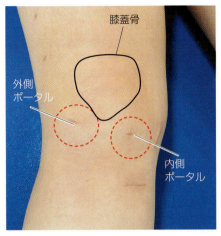

図105 ● 内視鏡ポータル部
膝関節の内視鏡手術を行った場合，ポータル部の深部にある膝蓋下脂肪体（色点線丸部）に炎症・癒着・硬化が必発する．

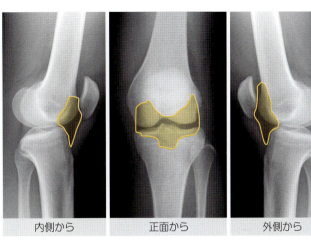

図106 ● 膝蓋下脂肪体のイメージ（正中部）

内側から　　正面から　　外側から

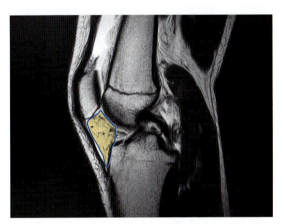

図107 ● 矢状面MRI像　膝蓋下脂肪体の存在部位（正中部）

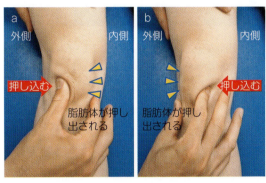

図108 ● 膝蓋下脂肪体の評価（正中部）
a　外側から押し込んで硬さを感じた場合は，外側の脂肪体が硬いと評価する．
b　内側から押し込んで硬さを感じた場合は，内側の脂肪体が硬いと評価する．

③ 大腿四頭筋が収縮している場合，膝蓋下脂肪体を覆っている膝蓋腱および膝蓋支帯が硬化し，膝蓋下脂肪体を動かせなくなる．そのため，被検者をリラックスさせることが必須となる．

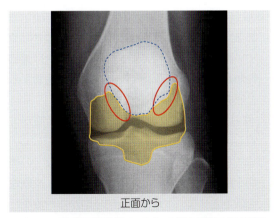

図109 ● 膝蓋下脂肪体のイメージ（内側縁・外側縁）

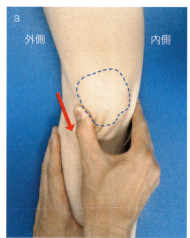
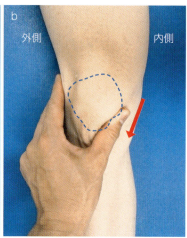

図110 ● 膝蓋下脂肪体の評価（内側縁・外側縁部）

a 膝蓋骨外側縁の近位からから遠位へ流し込むように押し込む．硬さを感じた場合は，外側縁の脂肪体が硬いと評価する．
b 膝蓋骨内側縁の近位からから遠位へ流し込むように押し込む．硬さを感じた場合は，内側縁の脂肪体が硬いと評価する．

11 膝蓋上嚢の評価

　膝関節疾患で屈曲制限を生じている場合，関節を取り囲んでいる関節包が硬化していることが多い．関節包の中でも特に硬化・癒着することが多いのは，大腿部前面で膝蓋骨底の近位部にある膝蓋上嚢である．このことから，硬化・癒着した膝蓋上嚢部の関節包をモビライゼーションし，柔軟性を獲得することで屈曲可動域の改善を得られることが多い．

1 膝蓋上嚢の評価の臨床的意義

① 膝蓋上嚢は膝蓋骨の近位に存在する関節包である．膝蓋上嚢は関節包の中でも最も癒着しやすい部分である．特に膝を屈曲するときに柔軟性が必要とされる部位であり，ここが癒着すると屈曲制限を生じる．
② 膝蓋上嚢の近位には中間広筋や膝関節筋が付着し，深部には大腿前脂肪体などが存在している．このため，膝関節の筋力や可動域などの機能を維持するためには，術後や外傷後に柔軟性を低下させないように可及的早期から治療を行うべき部位である．

2 持ち手

　膝蓋上嚢は大腿四頭筋共同腱の周囲に存在するため，大腿四頭筋共同腱と共に膝蓋上嚢のイメージを持つと良い．大腿四頭筋共同腱は図111のように筋腱移行部（膝蓋骨底の約4横指近位）を頂点とし，膝蓋骨底を底辺とした三角形をイメージする．膝蓋上嚢は筋腱移行部の1～2横指近位まで，内側は共同腱の1～2横指内側まで，外側は内側よりも大きく共同腱の3～4横指外側までをイメージする[4]（図112）．また大腿四頭筋の深部に存在するため，大腿骨の前方周囲を取り囲むイメージも併せ持つ（図113）．両母指を面のように内側もしくは外側に当て，正中から外側に向けて動かす．

3 膝蓋上嚢の評価の 手順 と コツ

① 被検者の膝を伸展位にすると，膝蓋上嚢周囲の皮膚や筋が弛緩するため，膝蓋上嚢の単独の評価が困難となる．そのためベッドなどに被検

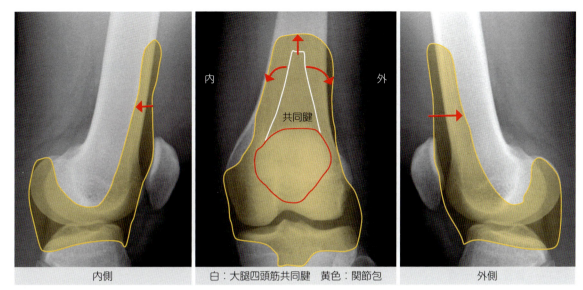

図112 ● 膝蓋上嚢のイメージ
膝蓋上嚢は関節包の近位部であり，大腿四頭筋共同腱の周囲をイメージする．

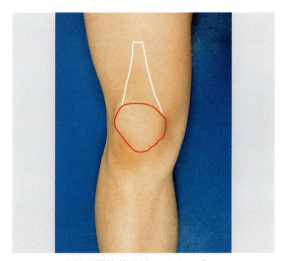

図111 ● 大腿四頭筋共同腱のイメージ
まず大腿四頭筋共同腱を把握することから始まる．

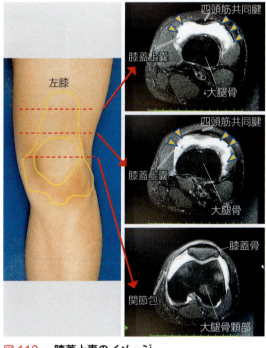

図113 ● 膝蓋上嚢のイメージ
半月板損傷で関節水腫のある膝のMRI．水腫があるため膝蓋上嚢がはっきりわかる．膝蓋上嚢は大腿骨前面を包むように存在している．

者を端座位にして膝下を下垂させ，膝関節屈曲90°にして足は床から浮いた状態とする．
② 膝蓋上嚢は正中から内・外側に向けて動かす．このとき，大腿骨の円周に沿って動かすことをイメージする(図114)．膝蓋上嚢の硬化がある場合，健側と比べ感触が硬く，カツンと止まる感じがある．軽く圧してゆっくり動かすのがポイ

ントである．治療する場合は健側と同じ硬さになるまで，若干強めにゆっくりマッサージする．

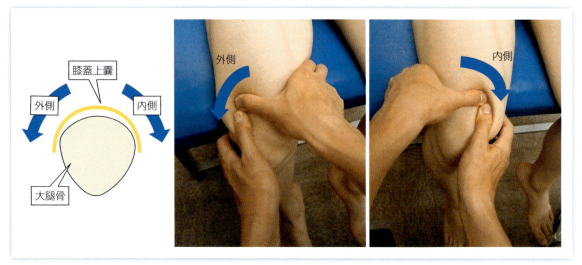

図 114 ● 膝蓋上嚢の評価
正中から内・外側に向けて，大腿骨の円周に沿って動かすことをイメージする．

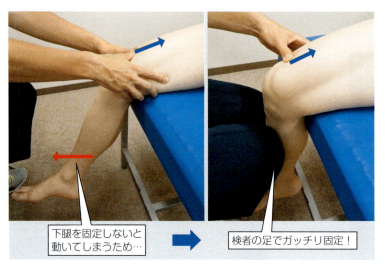

図 115 ● 下腿の固定方法

③ 本評価を行う際，可動域制限を有する膝では膝蓋上嚢部の皮膚の動きと一緒に引かれるように，被検者の浮いた下腿が動きやすい．下腿が動くと正確な評価ができないため，検者は被検者の下腿を自分の両脚で固定する（図 115）．

12 膝関節の伸展制限（HHD）の評価

　膝関節において，完全伸展は最も重要な機能である．障害を有する膝では，伸展制限を生じていることが多い．そして伸展制限が生じた膝は，さまざまな機能障害を呈するという負のスパイラルに陥ることとなる．したがって伸展制限の有無を確実に評価することは，治療において最重要項目となる．

1 HHDの評価の臨床的意義

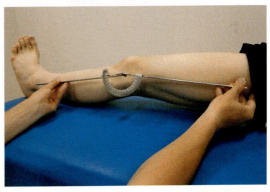

図116 ● 角度計による膝伸展制限の評価
角度計で伸展角度を計測し，左右差を求める．

　通常，膝関節の可動域計測には角度計が使用され，膝の正常な伸展角度は0°とされている（図116）．しかし，その角度の絶対値が「膝の伸展可動域の見極め」の項でも述べたように（p49），人間の膝伸展角度には個別性がある．すなわち，実際には0°以上伸展する過伸展タイプから，最終伸展が0°に至らない屈曲タイプまで多岐にわたる．このため臨床では，角度計による伸展角度の絶対値0°を正常とする評価では対応できない．正常な伸展角度はあくまでも健側と同様の伸展角度であるため，健側と比べて伸展可動域がどうであるかを評価しなければならない．

　さらに左右の脛骨外捻角度（下腿近位部に対する遠位部の捻じれ角度）は約15°といわれているが，これには必ず左右差が存在する．そのため，計測の基準となる外果の位置は正常でも左右差が生じるため，FT関節の角度が同じでも，計測時は誤差（左右差）が生じるのである（図117）．

　以上の理由から，臨床上伸展制限の有無を評価するためには，本項で述べるHHD（heel height difference）の計測が最も有効であり，伸展可動域獲得の本質的な意義を持つこととなる．

　しかしながら，例えば重篤な膝の拘縮などが生じ，膝関節角度の絶対値を角度計により計測することも必要である．これは日々の臨床の成果を評価する基準となり，患者の訓練意欲にも繋がっていく．

2 被検者を背臥位にしての伸展制限の評価
手順とコツ（HHDを評価する前に）

　HHDを行う前に，必ず背臥位における伸展制限の評価を行う．この評価は主観的・感覚的な評価であるが，セラピストとして最も重要な感覚的評価となる．熟練してくると，この評価を手で感じることで，ある程度HHDの予測ができるようになる．

① 被検者を背臥位にする．長座位では膝が屈曲するため正確に評価できない．踵は必ずベッド上に乗せておく．
② 左右の膝関節の裂隙を把持し，股関節を内旋させることで膝を正中位にし，同時に裂隙部を押し込む（図118）．
③ 大腿骨と脛骨の位置関係を感じることで，どちらの膝に伸展制限があるか（伸展していないか）を主観的に評価する（図119）．

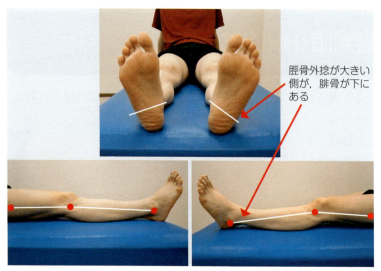

図117 ● 角度計による測定の誤差

膝ROMの計測は，基本軸：大腿骨（大転子〜外側顆），移動軸：腓骨（腓骨頭〜外果）となっている．このとき，脛骨の捻転は左右差が必ずあるため，外果の位置が違うことになる．

脛骨外捻が大きい側が，腓骨が下にある

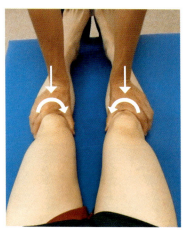

図118 ● 背臥位での伸展の評価
膝を正中位にして同時に裂隙部を押し込む．

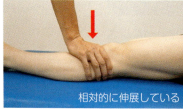

相対的に伸展している　相対的に屈曲している

図119 ● 背臥位での伸展の左右差
裂隙の沈み込みの左右差を手で感じ取る．伸展制限がある側では，裂隙を押し込むとはね返ってくるような感覚が生じる．

3　HHDの評価の手順とコツ

　前述した背臥位における伸展制限の評価をした後に，HHDによって客観的な評価を行う．
① 被検者をベッド上で骨盤を回旋させずに腹臥位とし，ベッドの端から両下肢を出す（図120）．
② 原法では膝蓋骨をベッドの端から出すことになっているが，患側の下肢はほとんどが大腿四頭筋の萎縮を伴っているため大腿部が細くなっていることが多い．このことから膝蓋骨を出し，支点を大腿四頭筋遠位にしてしまうと患側は健側よりも下がることになり，踵の位置が下がってしまう．このため伸展制限を見逃すことになる．
③ 膝蓋骨をベッド上に乗せたまま，内外側のハムストリングスの腱を左右対称に上に向けることで膝が正中位であることを確認する（図121）．被検者を腹臥位にすると，ほとんどが股関節を内旋位にしてしまうため，外旋位に誘導しながらハムストリングスの腱の位置を合わ

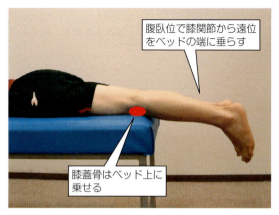

図120 ● HHDの評価肢位

腹臥位で膝関節から遠位をベッドの端に垂らす

膝蓋骨はベッド上に乗せる

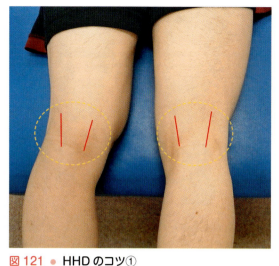

図121 ● HHDのコツ①

内・外側のハムストリングスの腱を左右対称に上に向けることで膝が正中位であることを確認する．

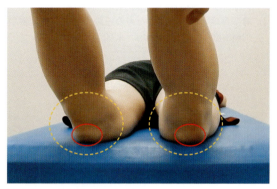

図122 ● HHDのコツ②

いったん膝を60〜70°ほど屈曲し，膝蓋骨が真下を向いていることを確認することで膝を正中位にする．

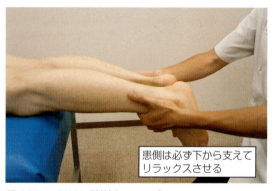

図123 ● HHD計測上のコツ③

患側は必ず下から支えてリラックスさせる

せ，正中位にポジションをとる．
④ また，いったん膝を60〜70°ほど屈曲し，膝蓋骨が真下を向いていることを確認することで膝を正中位にする（図122）．
⑤ 膝を正中位にしたまま，ゆっくりと膝を伸展していく．このとき被検者の膝関節・足関節がリラックスできるように，下腿遠位を下から把持したまま伸展させる（図123）．特に術後・受傷後の急性期で炎症症状が強い時期には，被検者の疼痛や恐怖心が強いためハムストリングスの防御性収縮が強くみられる．そのため被検者には「ちゃんと支えてますからね」などの声掛けをし，患側下肢は必ず下から支えたままでリラックスさせることも重要である．この状態で踵の高さの差を計測する．計測は0.5cm単位が妥当であるが，臨床上は検者の指による「横指」の単位で計測すると簡便である（図124）．

12 膝関節の伸展制限（HHD）の評価

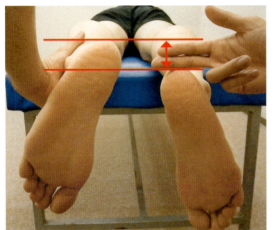

図124 ● HHD計測の実際
計測は0.5cm単位が妥当であるが，臨床上は検者の指による「横指」の単位で計測すると簡便である．

文献

1) 日本整形外科学会　日本関節鏡・膝・スポーツ整形外科学会監修：前十字靱帯（ACL）損傷診療ガイドライン 2012, 第2版, 南江堂, 東京, 34, 2012
2) 柴山一洋ほか：新鮮後十字靱帯損傷における"Knock the PCL" test の有用性について．日臨スポーツ医会誌 22：S174, 2014
3) 林　典雄：運動療法のための運動器超音波機能解剖 拘縮治療との接点，文光堂，東京，141-142, 2016
4) 林　典雄：運動療法のための運動器超音波機能解剖 拘縮治療との接点，文光堂，東京，115-123, 2016

第 4 章

膝関節の運動療法

　膝関節における代表的な運動療法は，関節可動域エクササイズ，筋力エクササイズ，荷重・歩行エクササイズである．これらの方法は疾患や手術の有無にかかわらず，原則的にすべて同じ方法で行うことができる（表1）．

　ただし，疾患や手術方法，術後・外傷後からの経過期間により，運動療法の開始時期や進行状況が異なる．また，リスク管理も重要であり，例えばACL再建術後であれば術後早期は膝の前方剪断力を回避する点がポイントとなり，骨折後や半月板縫合術後であれば術後の荷重時期が癒合の状態やオペ法によって異なる点などがあげられる．いずれにしても医師の判断を仰ぎ，許可を得てから運動療法を開始すべきであり，決して臨床現場・スポーツ現場の勝手な解釈で運動療法を進めるべきではない．

　また，後述する運動療法はそれぞれ正しい方法で行わなければ臨床結果を伴わないことが多い．この際，臨床でよくみられる間違った方法や落とし穴（ピットフォール）を理解しておくことにより，逆に正しく効率的な運動療法を理解できるようになる．

　このため本項では，正しい方法を述べた後，臨床でよくみられるピットフォールを述べる．これを理解することにより，患者への臨床指導がますます的確なものとなる．

表1 ● 膝関節術後の代表的なメディカルリハビリテーション

1. アイシング
2. ヒールスライド
3. クアドセッティング
4. SLR
5. 1/4スクワット
6. 歩行エクササイズ

結果の出せる運動療法の優位性（＝優先順位）

　身体の各関節には，重要な機能が大きく3つある．それは，「可動域」「筋力」「安定性」である（図1）．これら3つの機能は互いに密接に関係しており，影響を及ぼし合う．例えば，膝関節の靭帯損傷を受傷し長期固定などを行った場合，可動域制限が生じる．可動域制限のある関節は筋力低下を引き起こしやすい．しかし，可動域制限のある関節では安定性は高まりやすい．その後リハビリテーションにより可動域を改善した場合，筋力は改善しやすい環境となる．一方で可動域が改善した場合，安定性の面では低下しやすい．

　運動療法では，この3つの機能のうち「可動域」と「筋力」に対してアプローチを行う．臨床上，運動療法の優先順位としては，まず可動域改善を優先し，次に筋力の改善を図ると効果が出やすい（図2, 3）．当然ながらこの2つのエクササイズは並行して行うのであるが，最初に正常な可動域を獲得することによって，筋力を発揮しやすい環境を作るということを念頭に置かなければならない．

　例えば，膝の伸展制限がある場合，「クアドセッティングやレッグエクステンションを行うことによって伸展可動域の改善を図る」ということをしばしば耳にする．しかし臨床上，可動域制限を有する関節において，筋力エクササイズを行うことによって可動域獲得を図っても，うまく結果が出ないことが多い．なぜなら可動域制限のある関節は，滑膜や脂肪体，関節包などの軟部組織が変性・硬化しており，正常な関節運動が遂行できないからである．この異常な関節運動を続けても可動域の獲得ができないばかりか，疼痛などを生じ，新たな炎症を惹起する場合もある（図4）．

　そのため，なるべく関節はリラックスした状態で，正常な関節運動を誘導しつつ，パッシブ（他動的）に可動域を改善させることが重要である．筋力エクササイズに関しては，ある程度の可動域を獲得するまでは，焦らず軽度な負荷に留めておくべきである（図5）．このように運動療法の優先順位を間違えずに治療を行うことが，臨床結果を出すためのポイントとなる．

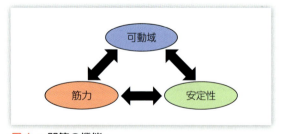

図1 ● 関節の機能
これら3つの機能は互いに密接に関係しており，影響を及ぼし合う．

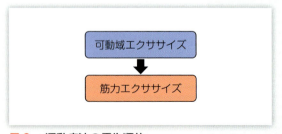

図2 ● 運動療法の優先順位
運動療法では，「可動域」と「筋力」に対してアプローチを行う．優先順位としては，まず可動域改善を優先し，次に筋力の改善を図るのが原則である．

図3 ● 膝機能は互いに影響を及ぼし合う
a 伸展可動域が制限されると，伸展筋力は低下しやすい．
b 伸展可動域が制限されると，安定性は高まりやすい．

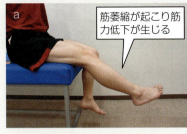
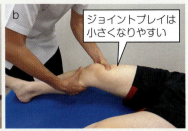

a 筋萎縮が起こり筋力低下が生じる
b ジョイントプレイは小さくなりやすい

図4 ● 可動域エクササイズの有効性
筋力エクササイズを行うことによって可動域獲得を図っても，効果は得られにくい．

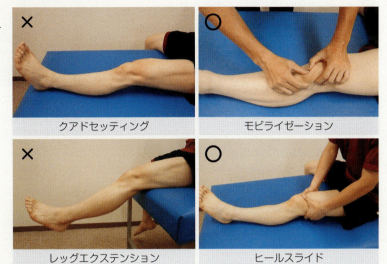

× クアドセッティング　〇 モビライゼーション
× レッグエクステンション　〇 ヒールスライド

図5 ● 可動域が制限されているときの運動療法の注意点
急性期などで関節可動域が制限されているときは，負荷の強い筋力エクササイズは行わず，軽い負荷に留める．

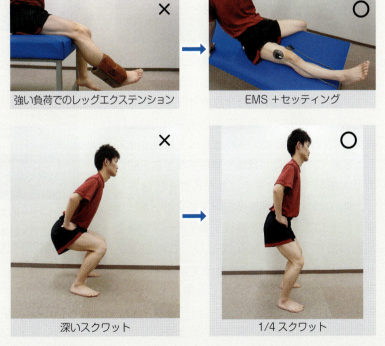

× 強い負荷でのレッグエクステンション　〇 EMS＋セッティング
× 深いスクワット　〇 1/4スクワット

1 関節可動域エクササイズ

関節可動域エクササイズでは，まず自動的（アクティブ）よりも他動的（パッシブ）に可動域を獲得することが先決である．当然ながら，他動介助的とは強制的な力を加えるのではなく，疼痛の増強しない範囲で繰り返し行う運動である．

例えば術後や外傷後早期の炎症がある時期に，自動的な膝関節可動域エクササイズを行うと効果は得られにくい．自動的な可動域エクササイズは，筋力エクササイズや運動学習の意味合いを含むため，まずは他動的に可動域を獲得した後に行うとよい．

また，特に炎症がある時期の自動的な可動域エクササイズは疼痛が増強しやすいため，症状が悪化する恐れもあり注意を要する．このため強い疼痛の生じない範囲での可動域で繰り返しエクササイズを行うことが重要である．

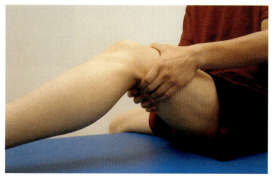

図6 ● ヒールスライド①
両手で大腿後面を把持する．下肢はリラックスさせ，踵を滑らせるように膝を屈伸する．他動運動．

1 ヒールスライド；浅屈曲可動域エクササイズ(0〜100°の屈曲)

ヒールスライドは，膝関節の術後急性期や外傷後急性期の可動域回復を目的とした運動療法において，最も有用かつ有効なエクササイズである．

方法は長座位にて，両手で患側下肢の大腿遠位後面を把持する（図6）．下肢はすべてリラックスした状態で，屈曲時には踵を滑らせながら上肢の力で大腿を手前に持ち上げながら膝を屈曲させる．伸展時には，大腿後面を両手でサポートしたまま，重力によって膝を伸展するイメージで踵を前方に滑らせ伸展させる[1]（図7）．この動きを10分ほど繰り返す．踵が滑りやすいように靴下を履くか，踵の下にタオルなどを敷くとよい（図8）．

膝関節の正常運動は，脛骨の内旋を伴いながら伸展位から屈曲していく．このため伸展位から屈

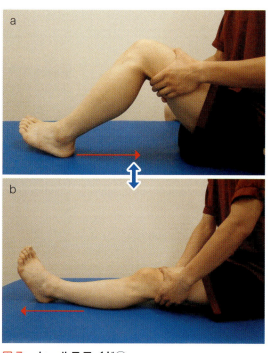

図7 ● ヒールスライド②
a 両手で大腿を引き込みながら踵を滑らせて屈曲．
b 大腿後面を両手でサポートしたまま，踵を前方に滑らせながら伸展．

曲する際には，手の力で踵を滑らせながら膝蓋骨は常に真上に向けた（正中位）状態で，つま先をやや内側に向かわせることを意識するとよい（図

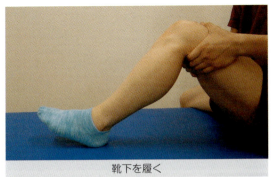

靴下を履く

タオルを敷く

図8 ● ヒールスライド③

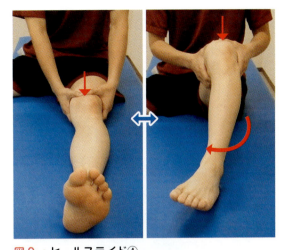

図9 ● ヒールスライド④
屈曲と軽い内旋を組み合わせた運動（伸展時は元に戻すだけ）．膝（膝蓋骨）を正中位に保つ．

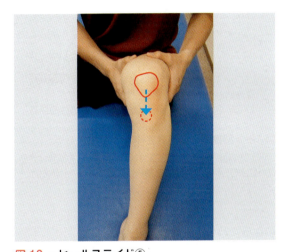

図10 ● ヒールスライド⑤
およそ90°屈曲位となったところで，脛骨粗面が膝蓋骨尖の真下に位置することを指標とする．

9）．また，およそ90°屈曲位で脛骨粗面が正中位に位置することを指標にする（図10）．踵は同側の殿部の坐骨結節に向かうように誘導する（図11）．

　通常，膝の外傷後や術後は，疼痛や腫脹などの炎症症状により屈曲・伸展ともに可動域制限を生じている．ヒールスライドによる屈伸運動を行うと痛みが生じるが，屈曲運動時に痛みを感じたら伸展運動に切り替え，伸展運動時に痛みを感じたら屈曲運動に切り替えるといった，痛みが増強し

ない範囲で反復してヒールスライドを繰り返すと徐々に可動域が改善してくる．しかし，最初から大きく可動域を獲得するような強い力でヒールスライドを行うと逆効果となることが多い．短時間のヒールスライドでは可動域は改善せず，通常の臨床では反復して10分ほど行うと可動域が拡大し，疼痛なども減少することが多い．これを2セットほど行うと効果的である．

　この0〜約100°までの可動域の獲得は，ADL動作として椅子に座ったり，歩行動作がスムーズ

1　関節可動域エクササイズ

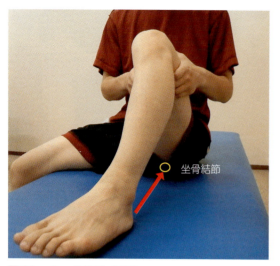

図11 ● ヒールスライド⑥
踵は同側の殿部の坐骨結節に向かうように誘導する．

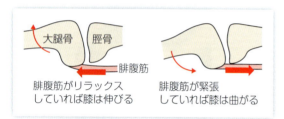

図13 ● 腓腹筋による最終伸展への影響
足関節を背屈位に固定することによって腓腹筋を緊張させる．これにより，特に伸展時の疼痛を回避していることが多い．

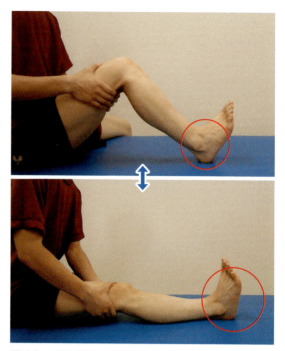

図12 ● 足関節を背屈位にしたヒールスライド ピットフォール

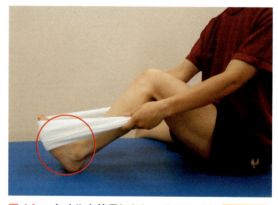

図14 ● タオルを使用したヒールスライド ピットフォール
タオルを使用した場合はほとんどが足関節背屈位になるため，スムーズな可動域の改善は難しくなる．

になるための指標として考えてよい．

● よくみられるヒールスライドの ピットフォール
1. 足関節を背屈位にしたヒールスライド

膝関節の外傷後や術後急性期の疼痛の強い時期では，足関節をリラックスできずに背屈位に固定している症例が多い（図12）．これは，足関節を背屈位に固定することによって腓腹筋を緊張させ，伸展時には伸展制限，屈曲時には屈曲制限を生じさせているのである．急性期ではこのような理由から膝関節の運動制限を生じさせ，特に伸展時の疼痛を回避していることが多い（図13）．これではスムーズな可動域の改善は難しくなる．したがってヒールスライド時は足関節をリラックスするように指示することが重要であり，このとき

足関節は軽度底屈位になっているとよい．

また足関節を背屈位にすると，同時に足関節の外反位を取りやすく，運動連鎖により下腿が外旋しやすくなる．これでは正常な屈曲運動時にみられる下腿の内旋を阻害することになる．

施設によっては，図14のようにタオルを前足部に引っかけてヒールスライドを指導されることがあるかと思う．しかし，この場合もほとんどが足関節背屈位になっている．もしタオルを使う場

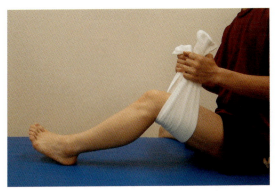

図15 ● タオルを使用したヒールスライド
タオルを使う場合は大腿遠位後面にタオルを通し，引っ張る形が望ましい．

合は大腿遠位後面にタオルを通し，それを引っ張る形が望ましい（図15）．

2. 膝関節を外反位にしたヒールスライド

ヒールスライドで膝関節を屈曲するとき，膝を内側に入れながら行う症例が多い（図16）．このとき膝関節は外反・外旋位となりやすいことから，正常の膝関節屈曲運動に伴う内旋運動を阻害してしまう．このため，屈曲時には膝蓋骨を正面に向けた肢位を維持しながら行うことが重要である．

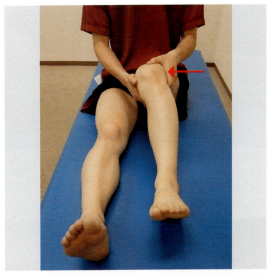

図16 ● 膝を外反位にしたヒールスライド ピットフォール
膝関節は外反・外旋位となりやすいことから，正常の膝関節屈曲運動に伴う内旋運動を阻害してしまう．

2 ヒールスライド；深屈曲可動域エクササイズ（100°以上の屈曲）

人間が動作を円滑に遂行するためには，ある程度の深い屈曲可動域が必要となる．随意的な自動運動による屈曲は，ヒールスライドのような他動介助的な運動よりも角度が減少する．ヒールスライドによって獲得された膝関節の屈曲角度と，それに関連する動作との指標として，<u>屈曲100°で正常歩行，屈曲120°でエアロバイク・階段昇降が可能となる</u>．このように，いくら筋力があっても深屈曲の可動域が獲得できていなければ円滑な動作は遂行できない．

また日本人にはしゃがみ動作や正座をするという文化があるため，深屈曲獲得の必要性が生じる．下肢の長さや，筋の周径などによる個人差は

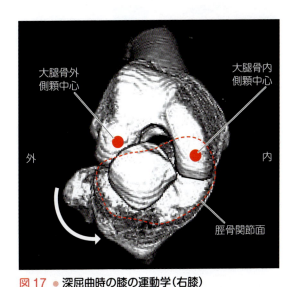

図17 ● 深屈曲時の膝の運動学（右膝）
脛骨関節面（点線）を真上から見た図．脛骨外側は大きく前方へ移動している．

あるものの，正座にはおよそ160°の屈曲可動域が必要である．深屈曲の際には，膝屈曲の運動学を思い浮かべてほしい．深屈曲時，大腿骨内側顆の中心は脛骨上にあるが，外側顆の中心は脛骨関節面の後方へ大きく逸脱している（図17）．すなわち深屈曲の可動域エクササイズ時には，内側の関節を軸として，脛骨外側顆を大腿骨外側顆の前

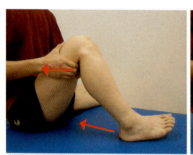
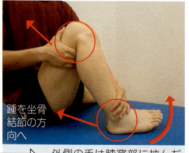

図18 ● 深屈曲の獲得①

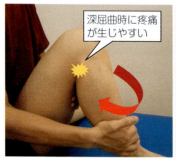
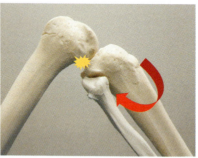

図19 ● 屈曲120°以上の下腿外旋による後外側のインピンジメント

方へ移動させることを意識しなければならない．

　獲得した屈曲角度が100°以上になり，それ以上の深屈曲を獲得するとき，前述した浅屈曲のヒールスライドでは効果が得られなくなる．このため，100°から110°くらいで持ち手の位置を変えるとよい．すなわち，外側の手はそのまま内側を把持する手を下腿遠位に持ち替え，下腿の内旋を誘導しながら屈曲させるとよい（図18）．この動かし方によって，より下腿部の誘導が行いやすくなり，深屈曲可動域が獲得しやすくなる．

　臨床上，正座を目標とした120°以上の膝の深屈曲時に，膝の後外側に疼痛を訴えることが多い．これは前述した大腿骨外側顆の後方へのロールバック不足によって，後方で大腿骨外側顆や脛骨外側顆，外側半月板などの組織によるインピンジメントを引き起こし疼痛が生じているのである（図19）．

　これを踏まえて最終の深屈曲可動域エクササイズを行うとよい．具体的方法はヒールスライドの姿勢で屈曲120°（踵と殿部の間がこぶし3〜4

つ分の距離）程度から，外側（同側）の手は外側の関節に入れたまま，軽く脛骨を前に押し出すようにする（図20）．この際，内側（反対側）の手は下腿近位ではなく，遠位を把持し，手前に引き込む．体幹をやや後方に倒し，踵と膝をやや浮かせるようにすることで足関節はリラックスした状態で底屈位をとりやすく，深屈曲が獲得しやすくなる（図21）．

　さらに，屈曲150°（踵と殿部の間がこぶし2つ分の距離）程度を獲得し，後外側の痛みなどが改善してくれば，両手で下腿の遠位を把持し膝を浮かせるようにして深屈曲していく．このとき体幹をやや後方に倒し，足関節をリラックスさせ踵のみが床から浮く形をとり底屈位とする．踵は同側の殿部の坐骨結節に向かうようにするとよい（図22）．これにより正座を意識した最終屈曲域が獲得しやすくなる．

　前述した浅屈曲可動域エクササイズと同様で短時間では可動域は改善せず，通常の臨床では，このヒールスライドを反復して10分ほど行うと可

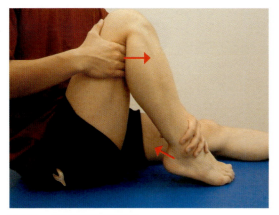

図20 ● 深屈曲域の獲得②

炎症が治まり，120°以上の深屈曲を獲得するとき．外側の手は膝窩部に挟んだまま，軽く脛骨を前方へ押し出しながら，内側の手で下腿遠位を引き込む．

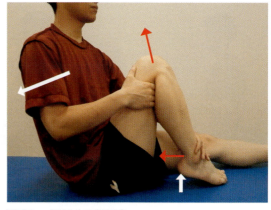

図21 ● 深屈曲の獲得③

体幹をやや後方に倒し，踵と膝をやや浮かせるようにすることで足関節は底屈位をとりやすく，深屈曲が獲得しやすくなる．

図22 ● 正座を意識した最終屈曲域の獲得

150°程度屈曲可能となり，後外側の痛みなどが改善してくれば，両手で下腿の遠位を把持し膝と踵を浮かせるようにして膝を深屈曲していく．

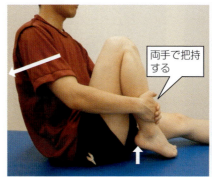

両手で把持する

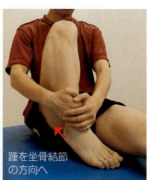

踵を坐骨結節の方向へ

動域が拡大し，疼痛なども減少することが多い．

この深屈曲の角度獲得は，ADL動作として自転車のペダリング動作，階段の下り，しゃがみ動作獲得の指標にするとよい．

最後に，ヒールスライドによる屈曲可動域の獲得方法を図23にまとめる．

よくみられるヒールスライドの ピットフォール

1. 違う場所を把持したヒールスライド

ヒールスライドは上肢で把持しながら行うが，持ち手の位置が異なるとうまくいかないことが多い．

例えば，図24のように脛骨側を外側から把持し，引き込むようなヒールスライドでは，屈曲と共に脛骨の外旋を誘導することとなり正常な関節運動を阻害することになる．このような脛骨外旋運動は，治療効果が得られないだけでなく将来的に障害につながる恐れもあるため注意が必要である．

また，図25のように脛骨近位部を手前に引き込むようなヒールスライドでは，屈曲に伴う脛骨の前方移動（大腿骨のロールバック）を阻害することになる．深屈曲の獲得が困難な症例は，この脛骨の前方移動（大腿骨のロールバック）の動きが阻害され，膝の後方に痛みを生じている例が多い．これを理解し，正しい方法でヒールスライドを行うと，即座に痛みの症状が軽快し，深屈曲が獲得しやすくなる．

2. 足関節を背屈位にしたヒールスライド

臨床上，深屈曲域でのヒールスライドの時，足

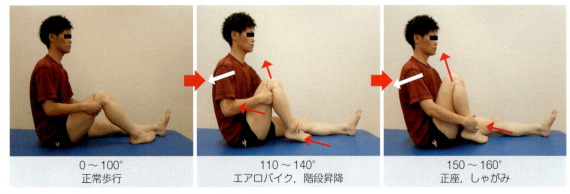

図23 ● ヒールスライドによる屈曲可動域の獲得方法

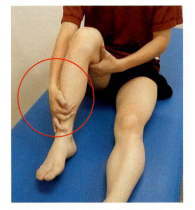

図24 ● 脛骨を外側から把持したヒールスライド ピットフォール

脛骨側を外側から把持し，引き込むようなヒールスライドでは，脛骨の外旋を誘導することとなり正常な関節運動を阻害することになる．

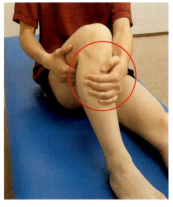

図25 ● 脛骨近位を把持したヒールスライド ピットフォール

脛骨近位部を手前に引き込むようなヒールスライドでは，脛骨の前方移動を阻害することになる．

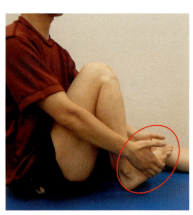

図26 ● 足関節を背屈位にしたヒールスライド ピットフォール

底部を両手で把持して，背屈位で手前に引き込むようにして最終屈曲域を獲得しようとする症例を見かけることが多い（図26）．150°以降の最終屈曲域では，大腿骨と脛骨は大きく折れ曲がるように屈曲し，このとき大腿骨顆部の後方に起始する腓腹筋が折り返す形となる．特に内側の関節面は外側と比べロールバックが生じないため，腓腹筋の折り返しが著明に生じる．このため，腓腹筋の伸張（または収縮）によって，腓腹筋に緊張が生じるとこの折り返しがスムーズに生じなくなり，最終屈曲が獲得しにくくなる．このような理由から，足関節をフリーにし底屈位になることで腓腹筋の緊張を解き，近位部のスムーズな折り返しを可能とすることで，最終屈曲を獲得しやすくなる（図27）．

3 完全伸展可動域エクササイズ

膝関節における完全伸展可動域は，最も重要な機能の1つといえる．関節可動域検査の基準としては0°が正常伸展可動域とされているが，実際のところ完全伸展は個人間で差があり0°以上伸展するものもいれば，0°まで伸展しないものまでさまざまである．このことから原則として完全伸展とは健側の伸展角度まで伸展できることと

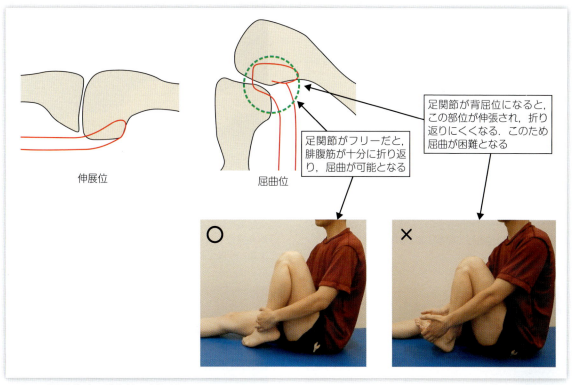

図 27 ● 深屈曲時の腓腹筋の折り返し

なり，個人によってゴールが異なってくる．また，男性よりも女性の方が伸展角度が大きいこと，加齢とともに伸展可動域は減少すること，外傷・障害・手術後には伸展可動域が制限されやすいことを念頭に置いておくと，臨床に応用しやすい．

臨床上，最終伸展域で可動域制限を生じている症例は，大腿骨に対し脛骨が後方に位置していることが多い印象がある（図 28）．このため方法としては，ヒールスライドの最終伸展域において，大腿骨を下に押し込むように膝を伸展させるとよい．可及的に最終伸展域まで伸展させ，痛みが生じたら屈曲方向へ曲げていく．これを約 10 分間繰り返すことにより伸展可動域が改善しやすくなる（図 29）．伸展させる時は，膝後面筋であるハムストリングスと，足関節の背屈位により，腓腹筋を伸張させないように注意し，関節構成体をストレッチする意識を持たせて行わせるとよい．大腿部を包むように把持し下から支えてリラックスさせ，最終伸展位で 5 回ほど軽く押し込むようなイメージでストレッチを加えると伸展可動域が拡大してくる（図 30）．臨床では，この伸展可動域のヒールスライドと屈曲可動域のヒールスライドを同時に組み合わせて行う．

また，炎症症状が改善して前述のヒールスライドによる伸展可動域エクササイズを行っても完全伸展の獲得に難渋する場合には，徒手による伸展エクササイズのあとに，重錘バンドなどの重りで持続的に膝伸展エクササイズを行うとよい．方法は背臥位とし，大腿骨遠位（膝蓋骨上）に重錘バンドを乗せる（図 31）．重さは炎症の状態や，術後・受傷後からの経過期間などにより変わるが，0.5 kg 単位で 0.5 kg から 5 kg までの間で調整する．自宅では重錘バンドはないことが多く，お米などを重錘バンドの代わりに使用して持続伸展を行う．時間は 10 分間持続し，この重りを使った伸展エクササイズはかなりの疼痛を伴うことを念頭に置く．この際，後述する 3 つのポイントで

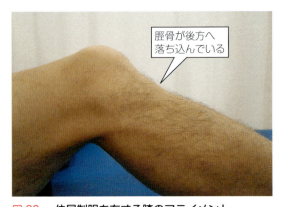

図28 ● 伸展制限を有する膝のアライメント
最終伸展域で可動域制限を生じている症例は，大腿骨に対し脛骨が後方に位置している印象がある．

脛骨が後方へ落ち込んでいる

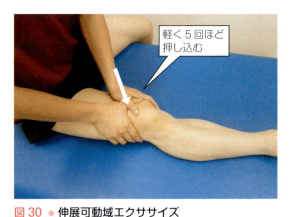

図30 ● 伸展可動域エクササイズ
大腿部を包むように把持し，下から支えるイメージで，最終伸展位で5回ほど軽く押し込むようにストレッチを加えると伸展可動域が拡大してくる．

軽く5回ほど押し込む

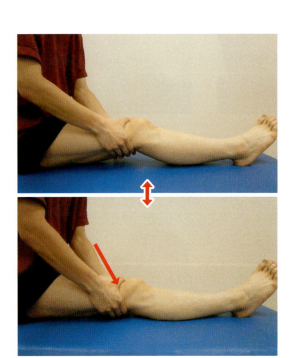

図29 ● 伸展可動域エクササイズ
ヒールスライドの最終伸展域において，大腿骨を下に押し込むように膝を伸展させる．

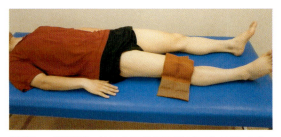

図31 ● 重錘バンドによる伸展可動域エクササイズ
重錘バンドは膝蓋骨の上に乗せる．

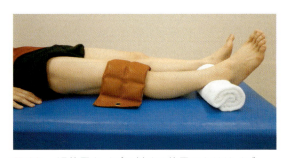

図32 ● 過伸展タイプに対する伸展エクササイズ
健側が過伸展している場合は，アキレス腱部の下にタオルを入れ，過伸展可動域での伸展エクササイズを行う．

ある，「長座位にならないこと」「反対側の股関節を屈曲させないこと」「同側の足関節を背屈させないこと」に注意する[1]．この重錘バンドによる伸展エクササイズは，ある程度炎症症状が治まり完全伸展獲得まであと少し（残り10°くらい）という段階で行い，決して炎症症状の強い急性期に行ってはいけない．

健側が過伸展している場合は，下腿遠位であるアキレス腱部の下にタオルを入れ，過伸展可動域での伸展エクササイズを行う（図32）．これにより0°以上の伸展可動域のエクササイズとなりうる．

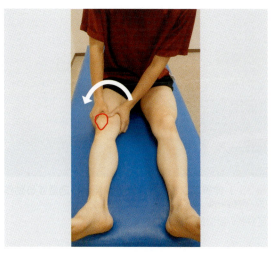

図33 ● 股関節外旋位での伸展可動域エクササイズ ピットフォール

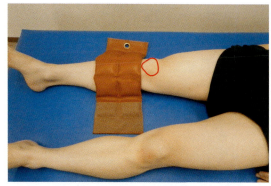

図34 ● 脛骨近位に重錘バンドを乗せた伸展可動域エクササイズ ピットフォール

● よくみられる伸展可動域エクササイズの ピットフォール

1. 股関節外旋位での伸展可動域エクササイズ

前述したように，膝の後方支持機構であるハムストリングスと腓腹筋の走行・起始部の関係から，外側より内側のハムストリングスと腓腹筋の方が膝の伸展制限の因子となりやすい．このため，股関節を外旋位にして膝関節外側後方を支点に膝を伸展すると見かけ上伸展しているようにみえる（図33）．しかし，実際は内側を支点にしないと本質的な伸展可動域は得られない．したがって，股関節を内旋させて膝を正中位にすることでしっかり内側後方を伸張するようにしなければならない．

2. 脛骨近位に重錘バンドを乗せた持続的伸展エクササイズ

完全伸展位獲得に難渋する場合，重錘バンドを膝の上に乗せて持続伸展を行うことが多いが，このとき重りを置く位置に注意する．特にACL再建術後の伸展制限に対し，重りを使った持続伸展を行う場合，脛骨の前方剪断力を防止するために脛骨近位に置くことが多いかと思う（図34）．しかし伸展制限を生じている膝，特にACL再建術後の伸展制限は最終伸展時の脛骨の前方移動が不足し，後方位にあることが原因となっていることが多い．このため，脛骨を前方に誘導するように膝伸展を促すのが良いと考えている．よって，重りを膝蓋骨の直上，すなわち大腿骨の遠位に置き，相対的に脛骨の前方移動を誘導しながら持続的な伸展エクササイズを行うと結果が出やすい．

3. 持続伸展エクササイズ時の疼痛から逃避する動作：長座位，反対側の股関節屈曲，同側の足関節背屈

臨床上，重りを使った伸展可動域エクササイズを行っているとき，症例はその疼痛から逃避するために，「長座位になる」「反対側の股関節を屈曲する」「同側の足関節を背屈する」という反応を示す．これらは臨床上，非常に多くみられる反応であるため必ず確認してほしい．いずれの反応も膝関節の後方の筋を伸張させることにより膝関節を屈曲方向に誘導し，疼痛から逃れるために行われる．

長座位になることで，脛骨近位に停止しているハムストリングスが緊張し，膝関節が屈曲してくる（図35）．

反対側の股関節を屈曲することで，骨盤が後傾し，重錘を置いている側（伸展エクササイズをしている側）の股関節も屈曲方向に誘導され，大腿骨遠位側の膝関節が上に移動するため，膝関節が屈曲してくる（図36）．

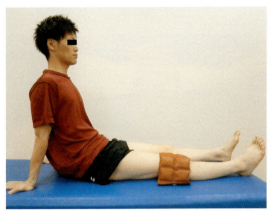

図35 ● 伸展エクササイズ時の疼痛から逃避する動作
① ピットフォール
長座位になる．

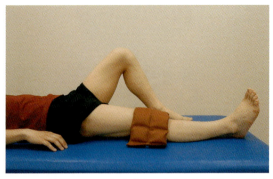

図36 ● 伸展エクササイズ時の疼痛から逃避する動作
② ピットフォール
反対側の股関節を屈曲する．

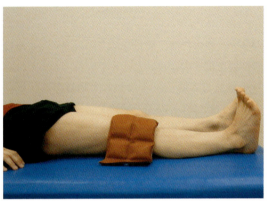

図37 ● 伸展エクササイズ時の疼痛から逃避する動作
③ ピットフォール
同側の足関節を背屈する．

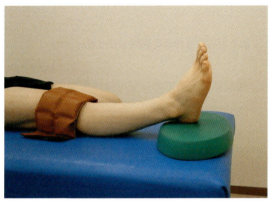

図38 ● 硬めのクッションを利用した持続伸展エクササイズ ピットフォール

　同側の足関節を背屈することで，大腿骨遠位から起始している腓腹筋が緊張し，膝関節が屈曲してくる（図37）．

　以上の理由から，症例は上記3つの反応をすることで患側の膝を屈曲させ，持続伸展エクササイズ時の疼痛から逃避するのである．しかしこれでは膝関節の伸展が阻害され，治療効果は望めない．したがって，治療者側はこの3つの反応が起こらないように注意しなければならない．

4. 硬めのクッションを使用した持続伸展エクササイズ

　過伸展獲得を目的としたベッド上での持続伸展エクササイズ時に，下肢遠位にクッションなどを置き膝の過伸展を誘導する．このとき，踵部に硬めのクッションを置くと支持面積が小さくなることから下肢全体が不安定となりリラックスできないことが多い（図38）．また，足関節において距骨が前方に引き出される形になることから，足関節に痛みが生じることもある．筋による防御反応をなるべく避けてリラックスさせるために，クッションは下腿遠位のアキレス腱部にフィットするようにバスタオルなどを置き，リラックスさせることが重要となる．

2 筋力エクササイズ

　膝関節の筋力低下で，最も問題となりやすい筋は大腿四頭筋である．本項では大腿四頭筋のエクササイズを中心に述べる．

　筋力エクササイズのポイントとして，まず高い筋トーンの獲得が最重要となる．筋トーンとは，筋の硬さのことであり，言うなれば筋収縮の質である．筋トーンが高ければ，筋の硬さは硬くなり，それは質の良い筋収縮が行えているといえる（図39）．また，筋トーンの高い・低いは，大腿周径が大きい・小さいとは関係ない．臨床上，筋トーンを確認するために高価な機械は必要なく，手で触って判断する．健側と患側の大腿四頭筋をつかみクアドセッティングを行ったときの健側の筋の硬さを基準として，患側が健側の硬さにどれだけ近づいているかを評価する（図40）．主観的な評価であり，健側との相対的な評価であるが，筋トーンの評価はきわめて重要である．また，高い筋トーンの獲得ができなければ筋力の増強は望めない．

　さらに筋力エクササイズ時には，エクササイズしている筋を視覚的に確認しながら行うと効果的である．例えば大腿四頭筋のエクササイズ中に，ジャージなどで筋が隠れて見えない状況と，直視下または鏡などで常に筋肉を見ながら行う状況では，明らかに後者の方が効果を得られやすい（図41）．さらに時々，患者自身の手で健側・患側の大腿四頭筋を触り，健側と比べ患側の硬さ（トーン）にどれくらいの違いがあるか確認しながらフィードバックしていくとよい（図42）．

1 クアドセッティング

　クアドセッティングは，非荷重位における大腿四頭筋（特に内側広筋）の筋力エクササイズの中で最も基本となるエクササイズである．クアドセッ

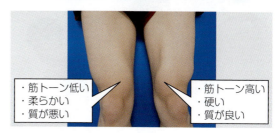

図 39 ● 筋トーン

筋トーンとは，筋の硬さのことであり，言うなれば筋収縮の質である．筋トーンが高ければ，筋の硬さは硬くなり，それは質の良い筋収縮が行えているといえる．

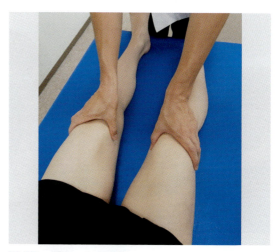

図 40 ● 筋トーンの確認

筋トーンの確認は，手で触って判断する．健側と患側の大腿四頭筋をつかみ，健側の筋の硬さを基準として，患側が健側の硬さにどれだけ近づいているかを評価する．

ティングによる筋収縮の獲得は，エクステンションラグの消失に直結する．そして術後や外傷後では，後述する荷重位での筋力エクササイズ（スクワット）よりも，クアドセッティングでの大腿四頭筋の筋トーンの獲得に難渋することが多い．

　クアドセッティングは長座位で行い，体幹は動かさずに固定した状態で「膝窩を下に押しつけるように膝に力を入れる」と指導するとわかりやすい（図43）．視覚的に筋の収縮を確認しながら行

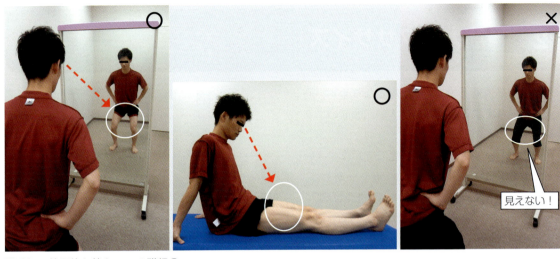

図41 ● 効果的な筋トーンの獲得①
筋トーンは直視下または鏡などで常に筋肉を見ながらやると得られやすい．

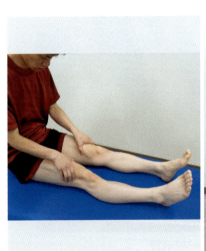

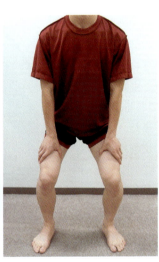

図42 ● 効果的な筋トーンの獲得②
自分の手で健側・患側の四頭筋を触り，健側と比べ患側の硬さ（トーン）がどれくらいの違いがあるか確認しながらフィードバックしていく．

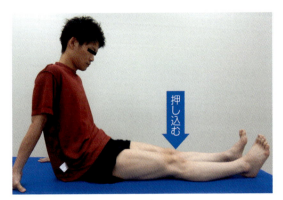

図43 ● クアドセッティング
体幹は動かさずに，膝窩を下に押しつけるように膝に力を入れる．

い，大腿四頭筋の膨隆を視覚的に確認する．特に内側広筋と外側広筋の膨隆が確認しやすく，視覚的なフィードバックが得られやすい（図44）．さらに大腿四頭筋は膝蓋骨底に停止しているため，クアドセッティング時には膝蓋骨が近位側に移動する．この膝蓋骨の近位側への移動も視覚的に確認し，自覚できるとよい（図45）．

内側広筋を効果的に収縮させるために，クアドセッティングはできる限り膝関節の完全伸展位で行わせることが望まれる．このため，膝の伸展位を妨げないよう足関節を背屈させず脱力するように指導する（図46）．また，術後や受傷後早期に

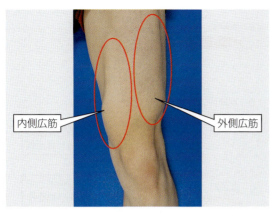

図44 ● 内側広筋と外側広筋の膨隆

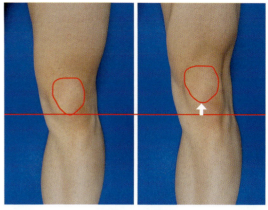

図45 ● クアドセッティング時の膝蓋骨の動き

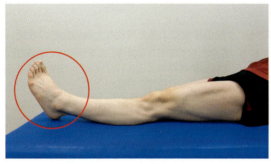

図46 ● クアドセッティングのコツ

クアドセッティング時は足関節を背屈位にせず脱力しておく．

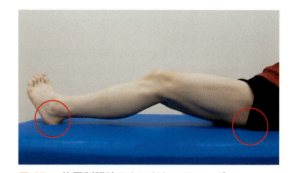

図47 ● 伸展制限時のクアドセッティング

伸展制限がある状態では，殿部と踵部で下肢を支えるため，不安定な状態となってしまう．

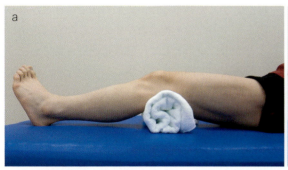

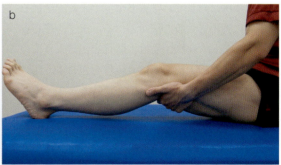

図48 ● 伸展制限を有するときのクアドセッティング
a　最低限のクッションを入れる．
b　手を膝窩部に入れる．

は膝の伸展制限を生じることが多く，これがクアドセッティングの獲得を妨げる．この伸展制限がある状態では，殿部と踵部で下肢を支えるため，不安定な状態となってしまう（図47）．このときには膝窩部に最低限の高さのクッションなどを入れ，下肢を安定した状態にすると施行しやすくなる（図48a）．また，膝窩部を下から手で支えてこれを軽く押さえるように指導してもよい（図48b）．

2　筋力エクササイズ

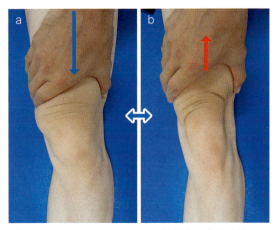

図 49 ● クアドセッティングの効果的な改善方法
a 脱力した状態で，大腿骨を包むように大腿四頭筋を把持する．そして把持したままその手を遠位に移動させ，大腿四頭筋を軽く伸張する．
b クアドセッティングをさせると同時に把持した手は，筋収縮を妨げることなく，かつ軽い抵抗を加えるように，把持したまま収縮と同時に軽く近位方向に戻すようにする．

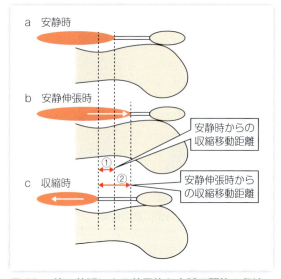

図 50 ● 筋の伸張による効果的な大腿四頭筋の収縮
収縮力は変わらなくても，安静時の筋を伸張してやることで(b)筋の移動距離が増える(c)．これにより筋収縮のフィードバックが得られやすくなる．

伸展制限が改善したら，クッションなどの使用を止めてなるべく完全伸展位で運動ができるようにする．

受傷後や術後早期などでクアドセッティングの収縮が上手く得られない症例が少なくない．そのような症例に対して，クアドセッティングを最も効果的に獲得させる方法を述べる．まず，患者を脱力させる．大腿四頭筋は大腿骨を包むように位置しているため，治療者は大腿骨を包むように大腿四頭筋を把持する．そして把持したままその手を遠位に移動させ，大腿四頭筋を軽く伸張する（図49a）．そして，クアドセッティングさせると同時に把持した手は，筋収縮を妨げることなく，かつ軽い抵抗を加えるように，把持したまま収縮と同時に軽く近位方向（収縮方向）に戻すようにする（図49b）．この方法を用いて10～20回を2～3セットなど，繰り返しクアドセッティングを行い大腿四頭筋を収縮させると，同じ収縮力でもはるかに収縮力が上がり，感覚的にも大腿四頭筋の収縮を脳でフィードバックしやすくなるため筋トーンが上昇してくる．この方法では収縮力の低下した筋をいったん引き伸ばし伸張位とし，この伸張位から収縮させるため，同じ収縮力でも筋の滑走距離は増えることから，収縮能力が上がりやすくなるのである（図50）．おそらく筋力低下のある大腿四頭筋のトレーニングとして，クアドセッティングは臨床上最も難しいトレーニングではないかと思われるが，この方法で行うとかなり筋トーンの改善を得られやすい．この方法を用いるときの注意点として，膝蓋骨を押さえてしまうと膝蓋大腿関節に疼痛を生じやすいため，膝蓋骨に手がかからないように注意する（図51）．

● よくみられるクアドセッティングの ピットフォール
1. 足関節背屈位でのクアドセッティング

教科書的には，クアドセッティング時に足関節を背屈位にすると良いと書いてあることが多い（図52）．しかし，これは術後や受傷後早期の，筋収縮が弱い時期には適していない．足関節を背屈位にすると腓腹筋が伸張される．腓腹筋は大腿骨顆部後面から起始しているため，腓腹筋が伸張されると膝関節は屈曲位を保持してしまう（図53）．このため，完全伸展位でのクアドセッティングが困難になってしまい筋収縮の効率が低下す

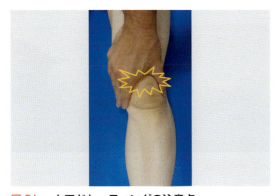

図 51 ● クアドセッティングの注意点
膝蓋骨を押さえてしまうと膝蓋大腿関節に疼痛を生じやすくなる．

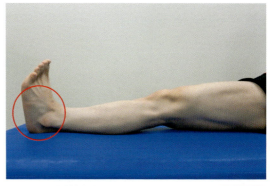

図 52 ● 足関節背屈位でのクアドセッティング ピットフォール
足関節の背屈を伴うクアドセッティングは，術後や受傷後早期の大腿四頭筋の収縮力が弱い時期には適していない．

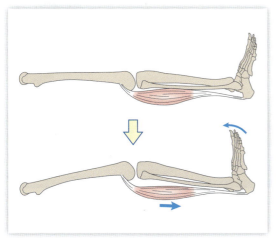

図 53 ● 腓腹筋の伸張による膝屈曲メカニズム
足関節を背屈位にすると腓腹筋が伸張され，膝関節は屈曲位を保持してしまう．

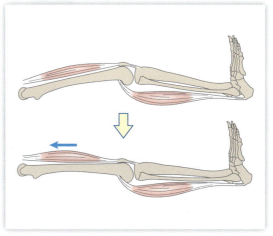

図 54 ● 抵抗運動となるクアドセッティング
十分な大腿四頭筋の収縮力があれば，腓腹筋の伸張力に抗して膝を伸展でき，抵抗運動となる．

る．特に術後や受傷後早期の大腿四頭筋の収縮が低下している時期には困難を極める．

　なお，足関節背屈を伴うクアドセッティングは十分な大腿四頭筋の収縮が獲得できれば，腓腹筋の伸張による膝屈曲位に抗しての抵抗運動として捉えることができ，筋活動がさらに増加することをつけ加えておく（図 54）．

2. 膝窩部にクッションなどを入れてのクアドセッティング

　前述したように膝窩部にクッションなどを入れてのクアドセッティングは，術後・受傷後の早期には適していることが多い．しかし，最も重要な内側広筋の筋収縮は，完全伸展位で最も収縮効率が良い．このため，伸展制限が改善するとともに膝窩部に入れる物の高さを低くしていき，可及的に完全伸展位でのクアドセッティングに切り替えるとよい（図 55）．

3. 股関節の伸展で代償したクアドセッティング

　クアドセッティングは，膝窩を下に押しつけようとして体幹を後方に傾け，大殿筋やハムストリングスの収縮により股関節を伸展させ，介達的に膝伸展運動を行うことがしばしばみられる（図 56）．このため，「体を後ろに傾けないように力を入れる」と指導し，股関節伸展運動を出さない

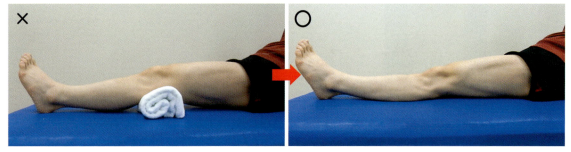

図55 ● 膝窩部にクッションなどを入れてのクアドセッティング ピットフォール
伸展可動域が獲得できていれば，膝窩部に物を入れず，完全伸展位で行う．

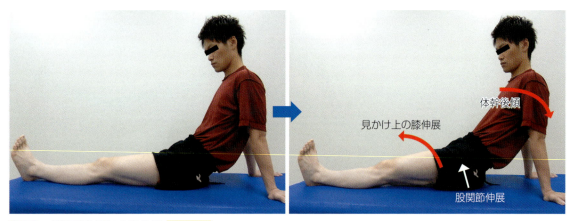

図56 ● 股関節伸展による代償 ピットフォール
大殿筋やハムストリングスの収縮によって股関節を伸展させることで，見かけ上の膝伸展を行う．

ようにすると，代償なく大腿四頭筋に収縮が得られやすい．

2 SLR(straight leg raising)

　SLRは股関節屈曲筋と膝関節伸展筋のトレーニングであるが，あくまでも大腿四頭筋の中で最も重要である内側広筋を中心とした広筋群を狙ったトレーニングとして位置づける．そのため，大腿直筋の張力を減少させるため背臥位ではなく長座位で行い，膝関節は伸展制限がある場合でも，可能な範囲での完全伸展位を維持し股関節を屈曲する．膝蓋骨を真上からやや外側に向け（股関節正中位からやや外旋位），下肢を上げる高さは5cm程度でよい（図57）．1回ごとに床に踵を降ろしてSLRを行ってもあまり効果は望めない．このため，踵を床につけることなく，股関節を屈伸させ下肢を上下させる（図58）．回数はなるべく多く連続的に行うと効果が高く，スポーツ選手では100回連続を数セット，中高年で20〜50回連続を数セットなどに設定することが多い．

　術後や外傷後の早期は，伸展可動域が獲得できているにもかかわらず，SLR時に完全伸展位のまま下肢を挙上することは難しい．これは内側広筋を中心とした広筋群の収縮が獲得できていないからである．この場合には完全伸展位にこだわらず，軽度屈曲位にすると下肢は挙上しやすくなる

図 57 ● SLR のコツ①

狙いとしては内側広筋を中心とした単関節筋のエクササイズなので完全伸展位でのアイソメトリックな収縮を持続させておく．内側広筋を真上に向け，挙上は 5cm くらいでよい．

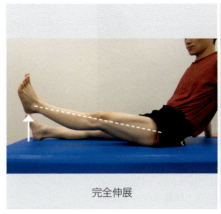
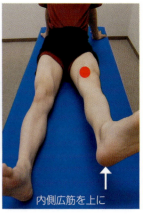

完全伸展　　　内側広筋を上に

図 58 ● SLR のコツ②

踵を床につけることなく，股関節を屈伸させ下肢を上下させる．回数はなるべく多く連続的に行うと効果が高い．

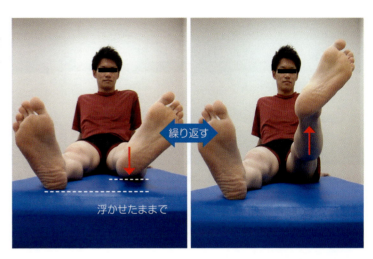

繰り返す　　浮かせたままで

（図 59）．この完全伸展ができない状態をエクステンションラグがあると判断している．このとき内側広筋の強い収縮は得られていないが，下肢の挙上運動が得られることは体位変換や床上移動など，ADL 動作の拡大にとってきわめて重要な意味を持つ．このように，完全伸展可動域やクアドセッティングが得られるまでは軽度屈曲位で下肢の挙上運動を行い，徐々に完全伸展を伴った SLR を行えるようにする．臨床では，前述したクアドセッティングで広筋群の筋トーンが獲得できれば，エクステンションラグは徐々に消失してくる．

● よくみられる SLR の ピットフォール

1. 股関節内旋位での SLR

術後や外傷後は内側広筋の活動が著しく減少するため，股関節を内旋位にして大腿の外側を直上に向け SLR をすることが多い（図 60）．この SLR では外側広筋や大腿筋膜張筋を優位に使い，内側広筋はほとんど活動しない．よって，股関節を正中位からやや外旋位にし，内側広筋を真上に向けることにより内側広筋の活動を優位にする．また，受傷後早期などの完全伸展が不可能な時期でもこの傾向はみられるので，このときも膝関節を真上に向けるようにする．

2. 足関節背屈位での SLR

クアドセッティングと同様に，SLR も完全伸展

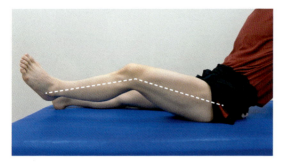

図59 ● 膝軽度屈曲位でのSLR

膝が軽度屈曲位（ラグがある状態）であっても，下肢の挙上運動が得られることは体位変換や床上移動など，ADL動作の拡大にとって極めて重要な意味を持つ．

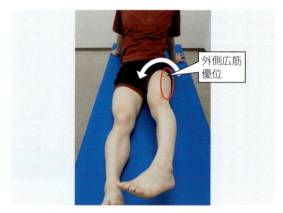

図60 ● 股関節内旋位でのSLR ピットフォール

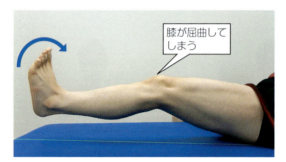

図61 ● 足関節背屈位でのSLR ピットフォール

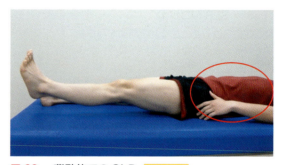

図62 ● 背臥位でのSLR ピットフォール

位で行うことが望ましい．したがって，完全伸展位を阻害しやすい足関節背屈位は避けるべきである（図61）．特に術後や受傷後早期の炎症期で，大腿四頭筋の筋収縮が低下している時期には，足関節を脱力もしくは底屈位にするとよい．

3. 背臥位でのSLR

SLRを行う際の姿勢にも注意が必要である．背臥位でのSLRでは前述したように大腿直筋や，股関節屈曲初期で優位に活動する長内転筋などが働くため広筋群を選択的にトレーニングすることが難しい（図62）．したがって，術後や外傷後初期のSLRが全く上がらない時期を除いて，長座位でのSLRを指導する．

3 アクティブヒールスライド

関節可動域エクササイズでのヒールスライドで可動域を獲得した後にアクティブ（自動）でのヒールスライドを行う．これは内側ハムストリングスを中心とした膝屈筋の筋力エクササイズとして有効であり，膝の正常な運動学習としての意味合いも大きい．

長座位で下肢の力だけでヒールスライドを行う．膝蓋骨を真上に向け，踵を滑らせながら，股関節屈曲・膝関節屈曲運動を行う．踵は同側の殿部の坐骨結節に向かうようにする．このとき，つま先を軽く内側に向けるように足部を内転させ，下腿を内旋させるようにする（図63）．膝の屈曲筋としては内側と外側のハムストリングスがあるが，内側のハムストリングスのみ意識させ，収縮を確認する．

アクティブヒールスライドを学習させることにより，歩行時や走行時の膝屈曲運動時に内旋運動も誘導できるようになる．

図63 ● アクティブヒールスライド

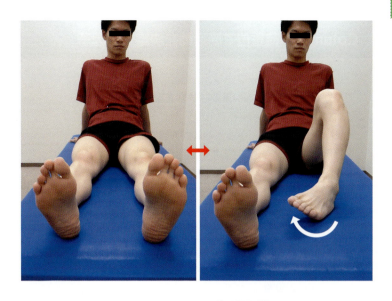

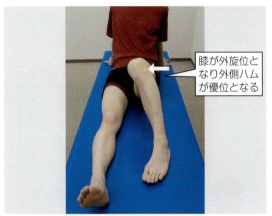

図64 ● 膝外反位でのアクティブヒールスライド ピットフォール

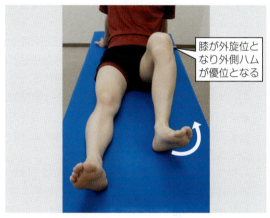

図65 ● 足関節を外反・背屈位にしたアクティブヒールスライド ピットフォール

● よくみられるアクティブヒールスライドの ピットフォール

1. 膝関節外反位でのアクティブヒールスライド

　可動域エクササイズ時のヒールスライドと同様，アクティブヒールスライドを行う時に膝を内側に入れながら行う症例が多い（図64）．このとき，運動連鎖により膝関節は外旋位となりやすく，外側ハムストリングスの筋収縮が過剰に生じることにより，正常な膝関節屈曲運動に伴う内旋運動を阻害してしまう．このため，屈曲時には膝蓋骨を正面に向けた肢位を維持しながら行うことが重要である．

2. 足関節を外反・背屈した状態でのアクティブヒールスライド

　アクティブヒールスライド時に，足関節を外反・背屈する場面を見かける（図65）．このとき，運動連鎖により膝関節は外旋位となりやすく，外側ハムストリングスの筋収縮が過剰に生じることにより，正常な膝関節屈曲運動に伴う内旋運動を阻害してしまう．このため，屈曲時には足関節をやや底屈位とし，つま先を内側に向けるようにすることが重要である．

Column　荷重位で筋活動を決定する因子

ここで，クォータースクワットを行う際に理解しておかなければならない重要な概念を説明したい．それは関節モーメント（ここでは外部モーメントとする．例：膝伸展モーメント＝膝が伸展方向への力を受けること）の変化による筋収縮の変化である（図66）．関節モーメントは，**a) 足圧中心の位置，b) 関節の肢位，c) 当該関節よりも上の質量中心の位置**の3つの要素によって変化するため，筋収縮の増減もこれらに影響を受ける[2〜4]（表2）．以下に，この3つの要素が筋収縮に与える影響を，理解しやすい矢状面の運動で説明したい．

a) 足圧中心の位置

足圧中心とは足部に加わる重心の中心のことであり，足のどの位置に重心があるかということを表している．膝より上の肢位を全く変えずに足関節を背屈させ，足圧中心の位置だけを前方に移動させてみる．すると，身体の各関節には前に倒れるような力，すなわち膝関節伸展外部モーメント・股関節屈曲外部モーメントが加わりやすくなり，体の後方にある筋群の活動が上昇する．膝関節ではハムストリングスの筋活動が高くなる（図67a）．

逆に，足関節を底屈させ足圧中心の位置だけを後方に移動させてみる．すると図67aの状態よりも相対的に，身体の各関節には後ろに倒れるような力，すなわち膝関節屈曲外部モーメント・股関節伸展外部モーメントが大きくなる．このとき，図67aの状態よりも体の前方にある筋群の活動が上昇する．膝関節では大腿四頭筋の筋活動が高くなる（図67b）．

以上のように足圧中心の位置を移動させるだけで，膝周囲の筋活動は変わってくるのである．

b) 関節の肢位

筋活動は関節の肢位を変えることにより変化する．例えば，立位で重心（＝足圧中心）の位置を変えずに膝を屈曲していく．このとき膝関節が45°屈曲位であるクォータースクワット（図68a）と，90°屈曲位であるハーフスクワット（図68b）では，ハーフスクワットの方が大腿四頭筋の筋活動は高くなる．これは，重心線から関節までの距離，すなわちモーメントアームの距離が変化することに依存して

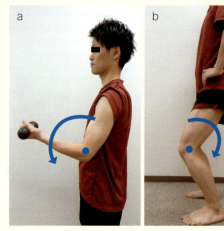

図66 ● 関節（外部）モーメント
a　肘関節伸展モーメント
b　膝関節屈曲モーメント

表2 ● 荷重位での関節モーメントを決定する因子

a．足圧中心の位置
b．関節の肢位
c．当該関節よりも上の質量中心の位置

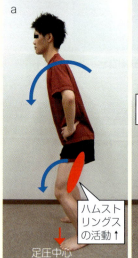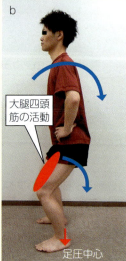

図67 ● 足圧中心の位置と筋活動

いる．重心線からモーメントアームの距離が長ければ長いほど関節に加わるトルク（関節内部モーメント）が増加し，その肢位を維持するための筋力が必

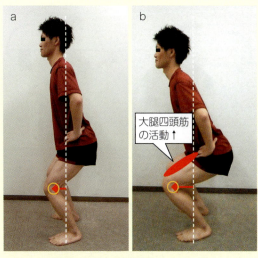

図 68 ● 関節の肢位と筋活動
a　45°屈曲位
b　90°屈曲位

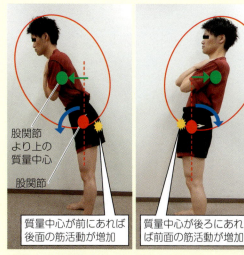

図 69 ● 股関節の筋活動を決定する因子
矢状面における股関節の筋活動は，股関節より上の質量中心の位置が股関節より前にあるか後ろにあるかでおおむね決まる．

要となる．
　このように，荷重位では関節の屈曲角度が大きく，重心線から関節の位置が離れるほど筋活動が高くなる．

c) 当該関節よりも上の質量中心の位置
　筋活動は当該関節よりも上にある身体の質量中心の位置によって変化する．股関節の筋活動は股関節より上の身体の質量中心の位置（図 69），膝関節の筋活動は膝関節より上の質量中心の位置（図 70），足関節の筋活動は足関節よりも上の質量中心の位置，すなわち身体重心の位置に影響を受ける[2〜4]（図 71）．これは矢状面だけでなく，前額面でも同じようなことがいえる．
　膝関節を例にとると，膝関節より上の姿勢がどんな形であろうと，膝より上の質量中心が膝関節よりも前方にあるか後方にあるかによって膝周囲筋の筋活動の優位性が決定する．質量中心が膝関節より前にあれば，膝関節より上の身体は前に倒れようとする力（伸展外部モーメント）が働き，それを支えようとハムストリングスを中心とした後面の筋群の筋活動が増加する（図 72a）．逆に，質量中心が膝関節より後ろにあれば，膝関節より上の身体は後ろに倒れようとする力（屈曲外部モーメント）が働き，大腿四頭筋を中心とした前面の筋群の筋活動が増加する

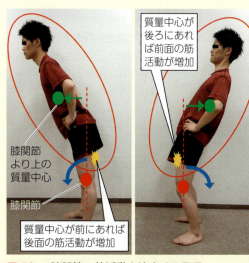

図 70 ● 膝関節の筋活動を決定する因子
矢状面における膝関節の筋活動は，膝関節より上の質量中心の位置が膝関節より前にあるか後ろにあるかでおおむね決まる．

（図 72b）．
　以上のことから，大腿四頭筋の筋活動を高めたいのであれば，可能な限り膝関節よりも上の身体の質量中心を後方に移動させればよいのである．

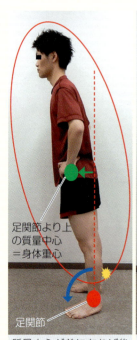
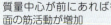

| 質量中心が前にあれば後面の筋活動が増加 | 質量中心が後ろにあれば前面の筋活動が増加 |

図71 ● 足関節の筋活動を決定する因子
矢状面における足関節の筋活動は，足関節より上の質量中心，すなわち身体重心の位置が足関節より前にあるか後ろにあるかでおおむね決まる．

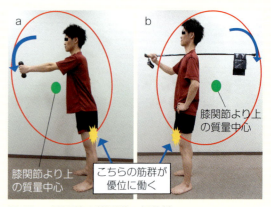

図72 ● 膝関節の筋活動の優位性
a　ハムストリングス優位
b　大腿四頭筋優位
膝より上の姿勢がどんな形をとっても，膝関節の筋活動の優位性は膝より上の質量中心の位置で決まる．

以上の法則を理解すれば，スクワットは画一的な姿勢にはなり得ない．鍛えたい筋を優位に活動させるような姿勢に誘導すればよいのである．その際，患者や選手それぞれの怪我の状態や手術のリスク管理ができていることはいうまでもない．

4　クォータースクワット

クォータースクワットは荷重位での下肢筋力エクササイズの中でも最も重要なエクササイズの1つである．これまで述べているように膝の外傷・障害，術後に最も筋力低下を起こす筋は大腿四頭筋である．よって，本エクササイズを行う際のターゲットとなる筋は大腿四頭筋となることが多い．

クォータースクワットは，まず膝を正中位に向けたまま肩幅に足を開き，安静立位をとる．足位は膝を正中位にできる自然な位置とし，およそ10～15°外転位が望ましい（図73）．この状態から足の第2趾の上に膝蓋骨中央を向かわせるように膝を前方に移動させ，膝を45°屈曲させる（図74）．「足の人差し指の上に膝の中央を乗せるように」と指示するとわかりやすい．このとき股関節も同時に屈曲させ，体幹を膝の前傾角度と同じ程度に傾ける（図75）．

筆者はクォータースクワットを術後早期からできる荷重位での筋力エクササイズとしてかなり重要視している．さらにスポーツ動作における「構え」の姿勢としてもかなり重宝している．この「構え」の姿勢はスポーツ動作，特にフィールドスポーツで基本となる姿勢である．重心を土踏まずの部分に置き，「この姿勢から前後左右どこにでも行ける姿勢」と指導している．

この方法では，安定した関節である膝の内側に軸を作り，内側広筋の筋収縮を確認できる（図76）．これが前額面において最も膝が安定して力強く，しかも怪我の少ない，本来の意味での

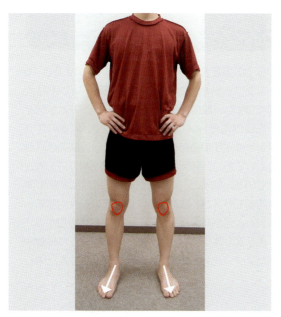

図73 ● スタートポジション
安静立位．膝正中位で足位は自然な位置(10〜15°外転位)．

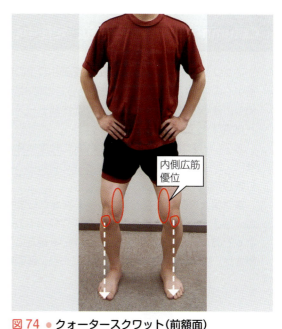

図74 ● クォータースクワット(前額面)
膝蓋骨がつま先(第2趾)に向かうように膝を屈曲し，内側広筋の収縮を意識させる．

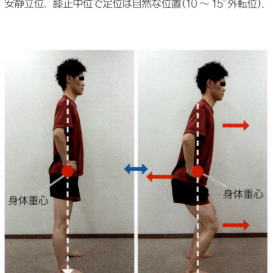

図75 ● クォータースクワット(矢状面)
下腿軽度(22.5°)前傾，膝45°屈曲，股関節45°屈曲，体幹軽度(22.5°)前傾．重心線は土踏まずに落とすよう指導する．

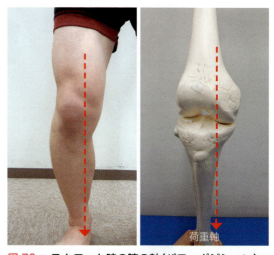

図76 ● スクワット時の膝の軸(パワーポジション)

パワーポジション(スポーツにおいて最も効率的で力の発揮できる姿勢)である．
　クォータースクワットは荷重位でのトレーニングであり，器具を使わない遠心性収縮での筋力増強を望むとき最も効果的なトレーニングとなる．

2　筋力エクササイズ

Column　さまざまな肢位，足圧中心でのスクワット

　スクワットは足圧中心の位置と膝関節より上の質量中心の位置（股関節の肢位）を変えることにより，優位に使う筋が変わり，筋活動（関節内部モーメント）も変わってくる．

　図77を見ていただきたい．膝関節の角度は変えずに，足圧中心の位置と膝関節より上の質量中心の位置（股関節の肢位）を変えてみる．

　まず構えの基本となるスクワットを a とした場合，足圧中心を後方に移動させたスクワットが b と c である．b のスクワットは足圧中心を後方に位置させ，さらに股関節を伸展位としており，膝関節より上の質量を後方に位置させている．すると，b のスクワットでは膝関節の伸展内部モーメントは大きく増加し，股関節の伸展内部モーメントと足関節の底屈内部モーメントは減少する．逆に c のスクワットは足圧中心を後方に位置させ，股関節は屈曲位としており，膝関節より上の質量を前方に位置させている．すると，c のスクワットでは膝関節の伸展内部モーメントは減少し，股関節の伸展内部モーメントと足関節の背屈内部モーメントは増加する．

　d と e のスクワットは，足圧中心を前方に移動させたスクワットである．d のスクワットは足圧中心

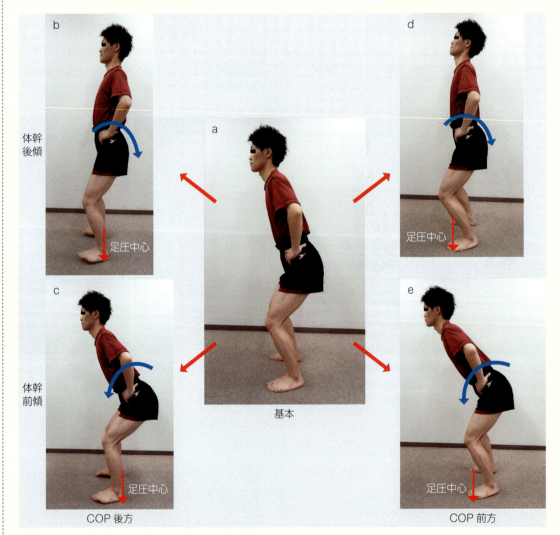

図77 ● スクワット：COPと股関節の肢位の違い

を前方に位置させ，さらに股関節は伸展位としており，膝関節より上の質量を後方に位置させている．すると，dのスクワットでは膝関節の伸展内部モーメントと足関節の底屈内部モーメントは増加し，股関節の伸展内部モーメントは減少する．逆にeのスクワットは足圧中心を前方に位置させ，股関節は屈曲位としており，膝関節より上の質量を前方に位置させている．すると，eのスクワットでは膝関節の伸展内部モーメントは減少し，股関節の伸展内部モーメントと足関節の底屈内部モーメントは大きく増加する．

　大腿四頭筋の筋活動が大きくなるスクワットはbとdであり，小さくなるのはcとeのスクワットである．逆にハムストリングスの筋活動が大きくなるスクワットはcとeであり，小さくなるのはbとdのスクワットである．

　また，大殿筋や下腿三頭筋の筋活動が最も大きくなるスクワットはeであり，最も小さくなるのはbのスクワットである．

　このように，目的とする筋を主なターゲットとして収縮させるためのスクワットをわれわれセラピストが選択し，患者や選手に指導しなければならない．その際，ケガや手術のリスクマネージメントを行うことはいうまでもない．例えば，PF軟骨障害などに対して行うスクワットでは，膝よりも上の質量中心を後方に位置させると症状を増悪させることが多い．このため，荷重位での膝伸展筋としてハム

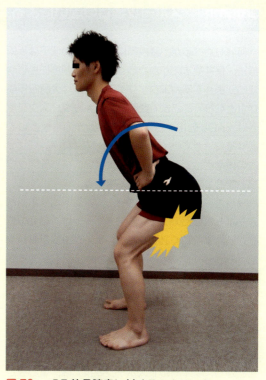

図78 ● PF軟骨障害に対するスクワット

ストリングスを有意に使わせるために，股関節よりも上の質量中心をやや前方にするようなスクワットを指導し，スポーツ動作に活かすことが多い（図78）．このように，病態把握やリスク管理も行った上での指導が重要となる．

Column　スポーツ種目の違いによるスクワット

　何度も述べるが，膝疾患における筋力低下は手術療法・保存療法にかかわらず，大腿四頭筋に生じやすい．よって筋力エクササイズの対象は大腿四頭筋が主となり，ここまで説明したクォータースクワットは，ADL動作や各種スポーツ動作の基盤として必ず獲得させておく必要がある．これを前提とし，次の段階としてスポーツ種目の違いによってスクワットを変えていく必要が生じてくる．

　サッカー，バスケットボール，ハンドボール，バレーボールなどのフィールドスポーツは，構えの位置から素早く動く必要があり，またジャンプ動作や着地動作は1つの関節に偏ることなく下肢のすべての関節をうまく使って行う必要がある．このため，膝は前方に出し，体幹は下腿と同じくらい前傾させて，各関節がストレスを分散し合うような肢位が良いと考えられ，殿筋群，大腿四頭筋，ハムストリングスをそれぞれ収縮させる必要がある．以上のことから，フィールドスポーツ競技では，重心を足の舟状骨の位置からやや前方に置き，どの方向にも素早いリアクションが取れるような位置でのスクワットを習得させることが望ましい（図79）．

　一方，スピードスケート，スキージャンプ，自転車競技，ゴルフなどは，競技中の姿勢が急激に変化することはなく，競技特性からハムストリングスや殿筋群を優位に使うことが多いスポーツである．このため，大腿四頭筋よりも，ハムストリングスと殿筋群を収縮させる必要がある．このことから，スピードスケートや自転車競技では，殿部を後方へ引き，体幹を過度に前傾させて膝より上の質量中心の位置を前方に置き，ハムストリングスと殿筋群で上半身重心を支えるようなスクワットを習得させることが望ましい．足圧中心は後方へ移動させることにより，下腿後面筋の筋活動を低下させ，ハムストリングスと殿筋群の筋活動を有意に増加させる（図80）．

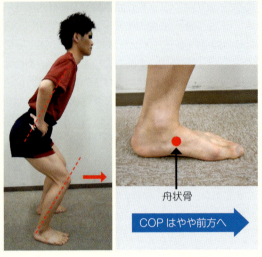

図79 ● スクワットとスポーツの特殊性①
サッカー，バスケットボール，ハンドボールなどのフィールド球技全般．

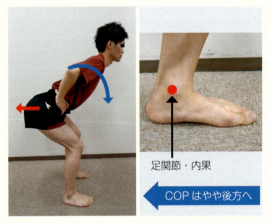

図80 ● スクワットとスポーツの特殊性②
スピードスケート，自転車，スキージャンプ，ゴルフなど．

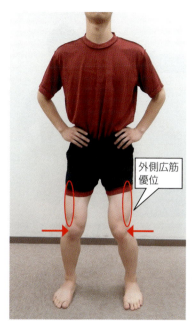

図81 ● 膝関節外反位でのクォータースクワット ピットフォール

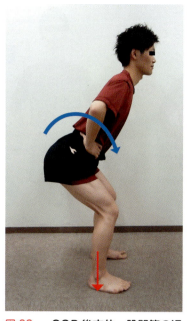

図82 ● COP後方位・股関節の過度な屈曲でのクォータースクワット ピットフォール

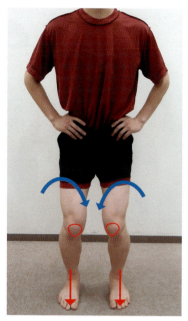

図83 ● 足位をパラレル（平行にした）クォータースクワット ピットフォール

● よくみられるクォータースクワットでの ピットフォール

1. 膝外反位でのクォータースクワット

　膝を内方に移動させた位置，すなわち膝外反位でのクォータースクワットでは，不安定な関節面である外側で体重を支持するためさまざまな損傷や障害が生じやすくなる（図81）．例えば，ACL損傷はまさにこの外反肢位が原因となる損傷であり，主に外側の関節面で体重支持を行うために膝の内旋と前方剪断力が生じることで受傷する．また，膝外反位での荷重は外側広筋の活動を増強させ，内側広筋の活動を上手く促通することができない．このため理想的な筋収縮が得られにくくなる．

2. 重心後方位・股関節の過度な屈曲位でのクォータースクワット

　クォータースクワットは，膝を前に出さず，殿部を後方に突き出して殿筋を使うように指導されることが多い（図82）．しかし，このクォータースクワットでは，重心位置は後方に偏位してしまい，重心がスムーズに前方移動のできない姿勢となってしまう．また，ハムストリングスや殿筋を優位に使うため，膝関節疾患で最も萎縮を起こす大腿四頭筋の筋活動は抑制されてしまう．

3. 足位をパラレル（平行）にしたクォータースクワット

　足位をパラレル（平行）にするように指導すると，股関節が内旋し，膝蓋骨が内方を向き，膝が外反位を取りやすくなり，良いクォータースクワットが行いにくい（図83）．特に，脛骨の外捻が強い骨形態ではこの傾向が強くなるので注意を要する．

5 レッグランジ

　レッグランジは片脚支持機能を高めるための重要なエクササイズである．特に膝の外傷は片脚立位時に生じることが多いため，安定したレッグランジを獲得することは傷害予防に直結する．またACL損傷は前方に脚を踏み出した際に生じやすいため[1]，レッグランジで適切な肢位を学習させることは傷害予防に対しきわめて重要となる．

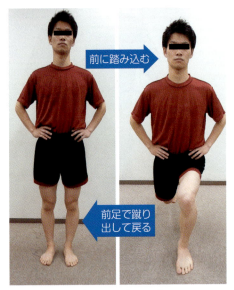

図84 ● フロントレッグランジ

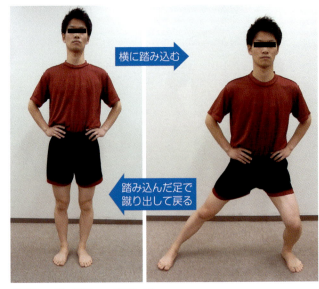

図85 ● サイドレッグランジ

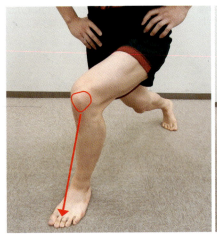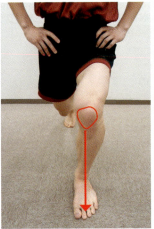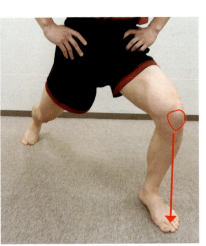

図86 ● 足と膝の位置関係
どの方向に踏み込んだ際にも踏み出した足の第2趾の上に膝蓋骨の中央を置くようにする．

　レッグランジには主にフロントレッグランジ（図84）とサイドレッグランジ（図85）がある．フロントレッグランジは前方に，サイドレッグランジは側方に片脚を踏み出し，荷重させた後，踏み込んだ脚で蹴り出して元の位置に戻る．注意点は，どの方向に踏み込んだ際にも踏み出した足の第2趾の上に膝蓋骨の中央を置くようにすることである．これにより，踏み出した足の位置や足位がどうであれ，安定した荷重肢位であるパワーポジションが獲得できる（図86）．これは前述し たクォータースクワットの注意点と同じであり，クォータースクワットの延長上にレッグランジがあると筆者は考えている．安定したレッグランジには膝関節のみならず，股関節，足関節，体幹の安定性などが必要とされ，下肢の総合的な機能が不可欠である．

　フロントランジの時に体幹を前傾させ重心を前方に偏らせると，踏み出した前方の脚の膝伸展筋・股関節伸展筋の筋活動が増加する（図87）．逆に体幹を直立させやや後方に重心を偏らせる

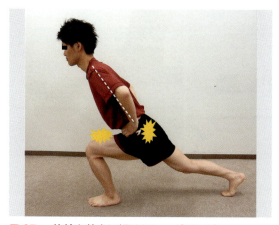

図87 ● 体幹を前方に傾けたレッグランジ

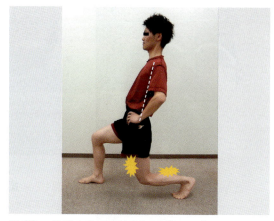

図88 ● 体幹を直立させたレッグランジ

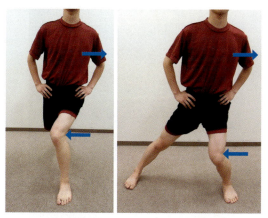

図89 ● 膝外反位でのレッグランジ ピットフォール

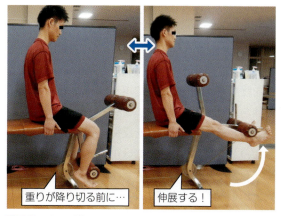

重りが降り切る前に… 伸展する！

図90 ● レッグエクステンション

と，後方の脚の膝関節伸展筋と足関節底屈筋の筋活動が著しく増加する（図88）．このようにレッグランジの時は，体幹の位置により膝周囲の筋活動が大きく変化する．

● よくみられるレッグランジでの ピットフォール

1．膝外反位でのレッグランジ

レッグランジの時に膝が内方へ偏位する，すなわち膝が外反位になると，不安定な外側の関節面で体重を支持するため，外傷発生のリスクが高まる（図89）．特にACL損傷では，前方に踏み出した脚が外反位の時にリスクが高まるので，損傷予防のためには安定したレッグランジを獲得する必要がある．

また，レッグランジは足・膝・股・体幹の安定

機能が総合的に必要とされる．膝外反位のレッグランジでは，同時に体幹が外方に偏位していることが多い．この原因として多くみられるのが，股関節の内転・内旋，体幹の側屈，足関節の回内である．膝の安定性と同時にこれらの機能を評価することも必要となる．

6 レッグエクステンション

レッグエクステンションは膝伸展筋力，特に大腿四頭筋の筋力強化のためのトレーニングである．

端座位となり，パッドを下腿遠位に当てた状態で90°屈曲位から完全伸展位まで膝伸展筋の求心性収縮で伸展させ，その後完全伸展位から90°屈

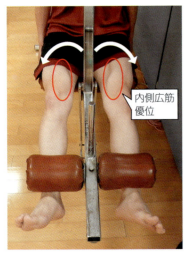

図91 ● 股関節は正中位からやや外旋位

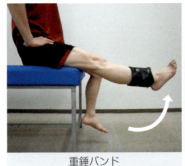

図92 ● 重錘バンドやゴムチューブを利用したレッグエクステンション

曲位まで膝伸展筋の遠心性収縮で屈曲させる．これを繰り返すが，屈曲位で重りが下に降り切る前に膝を伸展させ，トレーニング中は休むことなく求心性と遠心性の筋収縮を反復して行う（図90）．

このとき股関節・膝関節は正中位，もしくは股関節をやや外旋位にして大腿四頭筋の中でも特に内側広筋が若干上に向くようにする（図91）．これにより，内側広筋と大腿直筋に筋収縮を感じながらトレーニングを行うことができる．

回数・負荷は10回を6～10セットとし，5kg（重り1枚）から始める．これに慣れたら20回を3～5セットとするなど，1セットの回数を増やしていく．これにも慣れたら，次は負荷量を10kg（重り2枚），15kg（重り3枚）と漸増的に上げていく．

機器を使う場合，可能であれば片脚で行うことが望ましい．これは，両脚で行うと健側を使ってトレーニングを行うことが多いからである．もし，片脚では過負荷な場合は両脚で行うが，このとき「患側60％，健側40％」のように，患側の筋を使うように意識を集中させると効果が得られやすい．

通常，レッグエクステンションは専用の機器を使用するが，機器がない場合でも重錘バンドやゴムチューブで代用できる（図92）．これらがない

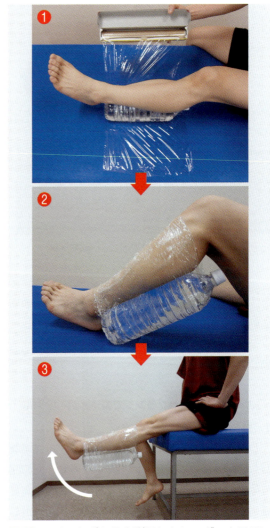

図93 ● ペットボトルを利用したレッグエクステンション
①水の入ったペットボトルを下腿後面に位置させ
②ラップフィルムでしっかり巻きつける
③レッグエクステンション

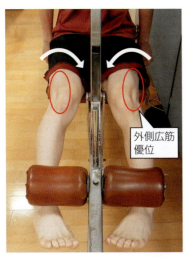

図94 ● 股関節を内旋位にしてのレッグエクステンション　ピットフォール

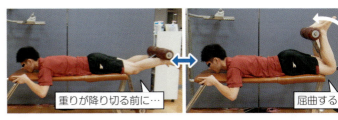

図95 ● レッグカール

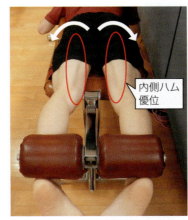

図96 ● レッグカールのコツ

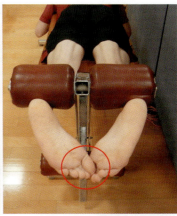

図97 ● 足部の親指が重なるように

場合でもペットボトルに水を入れ，下腿後面に食品包装用ラップフィルムで巻きつけることにより自宅でトレーニングが可能となる（図93）．

スクワットでの大腿四頭筋トレーニングでは求心性収縮での筋力増強の効果はやや落ちる．このためレッグエクステンションは，求心性収縮での筋力増強を望むとき最も効果的なトレーニングとなる．

よくみられるレッグエクステンションの ピットフォール

1. 股関節を内旋位にしてのレッグエクステンション

レッグエクステンション時に股関節を内旋して行う症例をよく見受ける（図94）．これは股関節を内旋位にすることにより大腿外側が上に向き，外側広筋や大腿筋膜張筋を優位に使うためである．術後や外傷後では内側広筋の筋力低下が著しいことから，外側広筋などで代償することによって膝伸展運動を行うため，これに注意する．

7 レッグカール

レッグカールは膝屈曲筋力，特に内側ハムストリングスの筋力強化のためのトレーニングである．

腹臥位となりパッドを下腿遠位に当てた状態で完全伸展位から90°屈曲位まで膝屈曲筋の求心性収縮で屈曲させ，その後90°屈曲位から完全伸展位まで膝屈曲筋の遠心性収縮で伸展させる．これを繰り返すが，伸展位で重りが下に降り切る前に膝を屈曲させ，トレーニング中は休むことなく求心性と遠心性の筋収縮を継続する（図95）．

このとき股関節・膝関節は正中位，もしくは股関節・膝関節をやや内旋位にして内側ハムストリングスが若干上に向くようにする（図96）．さらに足関節は底屈位とし，つま先をやや内側に向けることにより膝の内旋運動を誘導できる．これにより，内側ハムストリングスに筋収縮を感じながらトレーニングを行うことができる．症例に対しては，「親指が重なるようにしてください」と指導

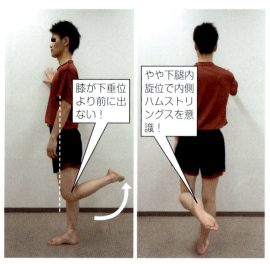

図98 ● 立位でのレッグカール

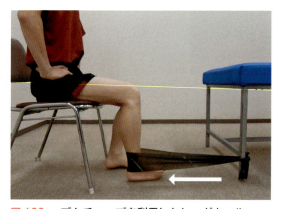

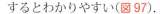

図100 ● ゴムチューブを利用したレッグカール

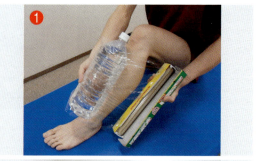

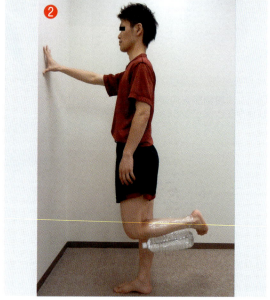

図99 ● ペットボトルを利用したレッグカール
①水の入ったペットボトルを下腿前面にラップフィルムでしっかり巻きつける．
②立位でレッグカール．

するとわかりやすい（図97）．

　回数・負荷は10回を6〜10セットとし，5kg（重り1枚）から始める．これに慣れたら20回を3〜5セットとするなど，1セットの回数を増やしていく．これにも慣れたら，次は負荷量を10kg（重り2枚），15kg（重り3枚）と漸増的に上げていく．

　機器を使う場合，可能であれば片脚で行うことが望ましい．これは，両脚で行うと健側を使ってトレーニングを行うことが多いからである．もし，片脚では過負荷な場合は両脚で行うが，このとき「患側60%，健側40%」のように，患側の筋を使うように意識を集中させると効果が得られやすい．

　通常，レッグカールは専用の機器を使用するが，機器がない場合でも工夫次第で自宅でもレッグカールが可能となる．まず，立位でのレッグカールである．これは立位にて膝を連続的に屈伸させることによりハムストリングスをトレーニングする．この際，体幹下肢は垂直，レッグカールを行う下肢の膝は垂直線よりも前方へ出さないように注意すると，高負荷の筋力エクササイズが可能となる（図98）．さらに重錘バンドを使用したり，水の入ったペットボトルを食品包装用ラップフィルムで下腿前面に巻きつけることにより負荷量を上げることができる（図99）．また，ゴムチューブを使用する場合は椅座位で行うとよい（図100）．

138　第4章　膝関節の運動療法

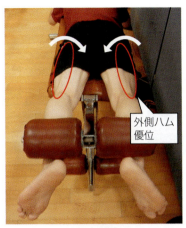

図101 ● 股関節を外旋位にしての
レッグカール ピットフォール

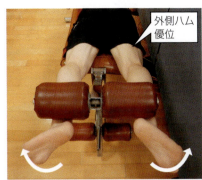

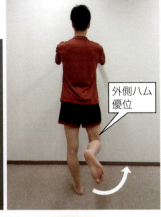

図102 ● 膝関節を外旋位にしてのレッグカール ピットフォール

これらのトレーニング時はすべて膝関節が内旋位の状態で行うように注意する．

スクワットでのハムストリングストレーニングでは，求心性収縮での筋力増強の効果はやや落ちる．このためレッグカールは，求心性収縮での筋力増強を望むとき最も効果的なトレーニングとなる．

よくみられるレッグカールの ピットフォール

1. 股関節・膝関節を外旋位にしてのレッグカール

レッグカール時に股関節を外旋して行う症例をよく見受ける（図101）．これは股関節を外旋位にすることにより外側ハムストリングスを上にし，外側ハムストリングスを優位に使うためである．また，つま先を外側に向けてレッグカールを行う症例も多い（図102）．これらの運動形態では膝関節屈曲時の膝の外旋運動を引き起こしてしまうため注意が必要である．

術後や外傷後，障害を持つ膝では，膝屈曲運動を行うときに内側ハムストリングスの収縮がうまくできずに，外側ハムストリングスで代償することが多い．したがって，的確にこの運動を修正することが重要となる．

3 歩行エクササイズ

受傷後早期または術後早期では，膝関節に可動域制限や筋力低下などの機能障害が生じ，これが原因で歩行障害を生じることが多い．そして歩行障害が生じることにより，膝関節の各器官はますます機能しなくなるという悪循環が生じてくる．いわゆる棒足歩行に代表される，悪い歩容のまま生活をしていても，一向に状態は改善されない．

このため，特に初期のメディカルリハビリテーションの時期には，正常歩行の獲得が最も大きな課題となる．そして，これまで述べてきた関節可動域エクササイズや筋力エクササイズは，可及的早期に正常歩行を獲得するために行うためのものである．治療により早期から正常歩行を獲得することにより，関節可動域や筋力などが日常生活の歩行の中で機能してくるという好循環につながり，症例のADLも順調に拡大してくるのである．

受傷後早期または術後早期では，大腿四頭筋の機能低下により荷重支持機能が著しく低下する．このため患側支持による片脚立位が不可能となり，松葉杖などを使用した歩行を余儀なくされ

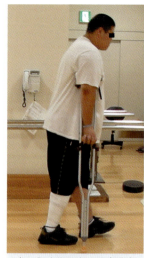 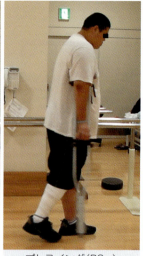 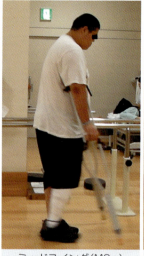 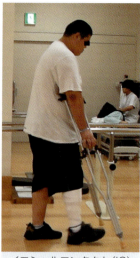

| ターミナルスタンス(TSt) | プレスイング(PSw) | ミッドスイング(MSw) | イニシャルコンタクト(IC) |

図103 ● いわゆる棒足歩行：症例1（ACL再建術後6日）
TStからICまでを通して膝（軽度屈曲位）と足（中間位からやや背屈位）の角度がほとんど変わりなく，股関節のみで振り出しを行っている．

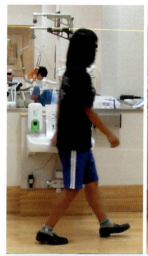 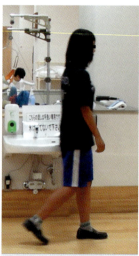 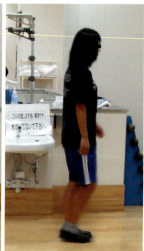 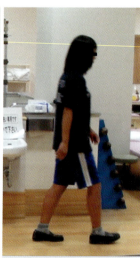

| ターミナルスタンス(TSt) | プレスイング(PSw) | ミッドスイング(MSw) | イニシャルコンタクト(IC) |

図104 ● いわゆる棒足歩行：症例2（ACL損傷後1週）
TStからPSwにかけて若干の足関節の底屈がみられるものの，膝の屈曲は不十分である．TStからICまでを通して膝は軽度屈曲位でほとんど変化がみられない．

る．また受傷後早期または術後早期に，最も多くみられる異常歩行はいわゆる棒足歩行である[8]．これは，大腿四頭筋の筋力が正常に働かないために不安定感を生じ，歩行周期を通して正常な膝の屈伸運動ができず，特に遊脚期では棒のように膝を固めたまま脚を振り出す形の歩行である（図103，104）．

正常歩行の遊脚期では，まず立脚終期（ターミナルスタンス：TSt）の膝伸展・足背屈（屈曲）位から，遊脚前期（プレスイング：PSw）に膝屈曲・足底屈（伸展）運動が，次に遊脚中期（ミッドスイング：MSw）から初期接地（イニシャルコンタクト：

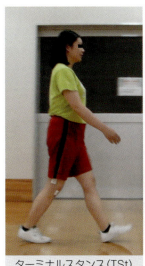 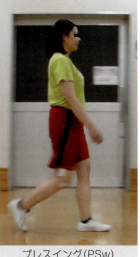 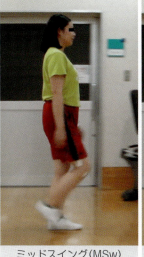 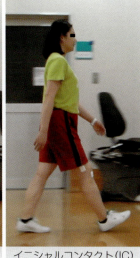

ターミナルスタンス(TSt)　プレスイング(PSw)　ミッドスイング(MSw)　イニシャルコンタクト(IC)

図105 ● 正常歩行：症例3（ACL再建術後6日）

TStの膝伸展・足背屈から，PSwの膝屈曲・足底屈の切り替え運動がみられ，PSwからMSwまでの十分な膝屈曲，MSwからICまでの膝伸展と正常な関節運動がみられる．

IC）までは膝伸展運動がみられる（足関節はやや背屈位を維持する）（図105）．この膝関節と足関節の相反する屈伸協調運動が，スムーズな歩行を成立させるのである．いわゆる棒足歩行では，特に立脚終期から遊脚前期までの，膝屈曲・足底屈の運動が見られなくなる．

棒足歩行から脱却し，正常歩行を獲得するために必要なことが2つある．1つ目は，クォータースクワットによる患側下肢の支持性の獲得．2つ目は，足踏み運動による患側下肢の運動性の獲得である（表3）．

まず前述したクォータースクワットを正確に行えるようにして立脚期での支持性を獲得する．歩行は両脚支持と単脚支持を繰り返すため，この支持性を獲得しなければ単脚支持期に膝崩れを起こしやすくなる．特に，立脚中期直後に膝が後方へ抜けるような形のスナッピングという現象が生じ，患者は不安定感や恐怖感を訴える（図106）．このときクォータースクワットでの大腿四頭筋の筋収縮を獲得できていればスナッピングは生じにくい．これにより安定した単脚支持の基盤は獲得できたと考えられ，杖を外していく指標となりうる．

表3 ● 正常歩行獲得のためのポイント

「立脚期の支持性」と「遊脚期の運動性」を獲得する
①立脚期の支持性　→　クォータースクワットの獲得
②遊脚期の運動性　→　足踏み運動の獲得

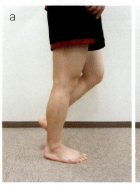 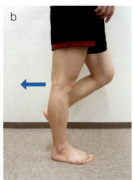

図106 ● スナッピング

スナッピングとは，立脚中期で身体重心がCOPの前方へ移動する瞬間に膝が過伸展する現象である．
a　正常では大腿四頭筋の収縮によりスナッピングは起こらない．
b　大腿四頭筋の収縮不全の場合，身体重心がCOPの前方へ移動する瞬間に膝が過伸展する．

クォータースクワットによる支持性が獲得できれば，次は足踏み運動による運動性を獲得していく．前述したように，棒足歩行では協調した膝と

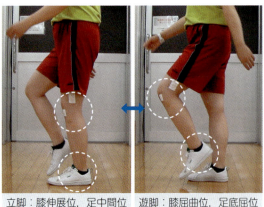

立脚：膝伸展位，足中間位　　遊脚：膝屈曲位，足底屈位

図107 ● 足踏み運動：正常（ACL再建術後6日）
足踏み運動は遊脚期の強調した関節運動を改善させる．遊脚運動では膝関節屈曲と足関節底屈がカップリングする．

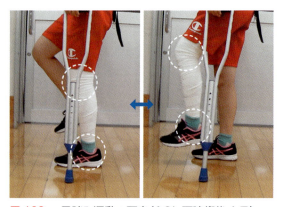

図108 ● 足踏み運動：不良（ACL再建術後4日）
不良例では，遊脚時に膝の屈曲と足関節の底屈が不十分となる．

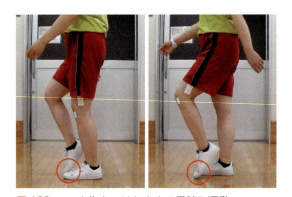

図109 ● つま先をつけたままの足踏み運動
足踏み運動ができないときは，つま先を接地したままでの足踏み運動を行うと運動学習が行いやすい．

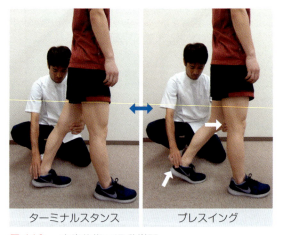

ターミナルスタンス　　　プレスイング

図110 ● 立脚後期の運動学習
ターミナルスタンスの膝関節伸展・足関節背屈位から，プレスイングの膝関節屈曲・足関節底屈位を，繰り返し誘導し運動学習させる．

足の屈伸運動がみられない．足踏み運動とは，安静立位からその場で交互に足踏みを行う運動である．患脚を引き上げるとき，正常であれば膝関節の屈曲と足関節の底屈運動が同時に生じる（図107）．しかし，この運動がうまくいかないときは膝関節の屈曲が不十分なうえに，足関節は背屈し，股関節屈曲で下肢全体を引き上げるような形になることが多い（図108）．このとき膝・足関節は屈曲の共同運動を行っており，協調した分離運動を行っていない．このように，うまく足踏み運動ができないときは，つま先を接地したままでの足踏み運動を行うと運動学習が行いやすい（図109）．これがスムーズにできるようになったら，徐々につま先を床から離すように足踏み運動を進めていくとよい．棒足歩行を呈する症例では，そのほとんどが足踏み運動が不可能である．臨床的には歩行指導で正常歩行を促すよりも，足踏み運動を獲得させることで正常歩行に導く方が効率的であることが多い．

さらに立脚後期（ターミナルスタンスからプレスイング）の運動学習として，ターミナルスタンスの足関節背屈位と膝関節伸展位から，プレスイングの足関節底屈位と膝関節伸展位を繰り返し誘導すると，いわゆる棒足歩行が改善しやすくなる（図110）．

4 軟部組織に対するエクササイズ

軟部組織に対するエクササイズとしては，モビライゼーションが主体となる．軟部組織は関節運動においていわば潤滑油のような役割を果たしており，その柔軟性は疼痛なくスムーズな関節運動の遂行を可能とする．逆に軟部組織の癒着や変性は，関節運動をぎこちなくさせ，容易に疼痛を誘発させる．関節周囲にはスムーズな運動遂行のためにショックアブソーバーとして軟部組織が多く存在しており，関節の外傷や障害により炎症が生じると軟部組織には炎症症状が生じ，これにより疼痛・変性・癒着が発生する．直接的に障害・外傷とは関係のない部分であるが，臨床的には軟部組織の症状はほとんどの症例で発生し，機能障害を引き起こす．よって，われわれセラピストは主体となる障害・外傷以外にも，軟部組織に対する治療を行うことが多くなる．

軟部組織の治療は大きく膝蓋下脂肪体，膝蓋上嚢，皮膚の3つに大別できる．第3章で述べたように，軟部組織の治療方法は，評価方法とほぼ同様である(p93)．以下に，それぞれの組織に対する治療法を述べる．

1 膝蓋下脂肪体

膝蓋下脂肪体は完全伸展位で最も前方に位置するため，理論的には完全伸展位で評価・治療を行うべきである．しかし，10〜15°程度の屈曲位の方が膝蓋下脂肪体は動かしやすい印象があり，筆者は軽度屈曲位で治療するようにしている．

患者はベッド上背臥位とし，リラックスさせる．患者の膝を軽度屈曲位にするため，膝窩部にタオルまたは治療者の大腿部を入れる(図111)．膝蓋下脂肪体の正中部は膝蓋骨尖と脛骨粗面を結ぶ膝蓋腱の深部に位置するため，膝蓋腱の中央部の下に両手の母指と示指を当て，腱と直交するように動かしていく(図112)[9]．このとき，内側から外側，外側から内側へ膝蓋下脂肪体を押し出すようにゆっくりと何回も移動させる．変性して硬化している膝蓋下脂肪体でも5分から10分モビライゼーションを繰り返すと徐々に柔軟性が獲得できる．

また，膝蓋下脂肪体は膝蓋骨の内側縁と外側縁に沿って移動している．屈曲とともに遠位方向へ，伸展とともに近位方向に移動している．膝蓋下脂肪体が変性して硬化すると，屈伸の際にスムーズな移動が阻害され，引っ掛かり感や疼痛を生じる．このことから，膝蓋骨の内側縁と外側縁に沿って膝蓋下脂肪体のモビライゼーションを行う．

治療肢位は先ほどと同様でベッド上背臥位とし，膝を軽度屈曲位にするため膝窩部にタオルま

図111 ● 膝蓋下脂肪体　治療肢位

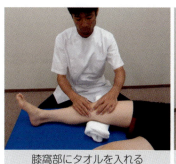
膝窩部にタオルを入れる

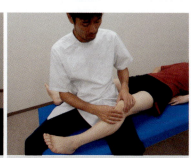
治療者の大腿部に乗せる

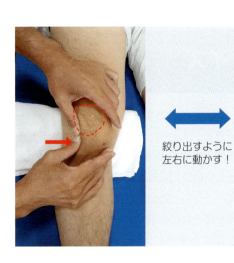
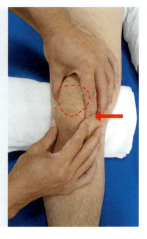

図112 ● 正中部のモビライゼーション

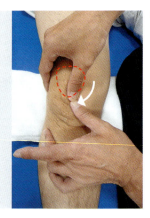

図113 ● 内側縁のモビライゼーション

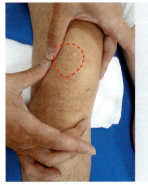
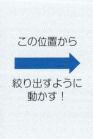
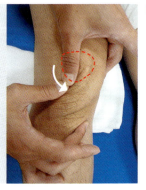

図114 ● 外側縁のモビライゼーション

たは治療者の大腿部を入れる．治療者は膝蓋骨の内側縁・外側縁をなぞるように近位から遠位に向けて裂隙の中央まで，歯磨き粉を絞り出すように母指で圧しながら膝蓋下脂肪体を移動させる．この際に膝蓋下脂肪体が変性していれば，健側と比べ硬さを感じ疼痛や違和感を生じることが多い．

この膝蓋下脂肪体の硬さをほぐすように，近位から遠位・裂隙の中央部まで流し込むようにイメージしてモビライゼーションを繰り返す（図113, 114）．

以上のモビライゼーションが終わったら，膝を軽度屈曲位から完全伸展させる[9]．この伸展運動

により膝蓋腱に付着している膝蓋下脂肪体を前方移動させ，膝蓋下脂肪体をさらに柔軟にさせ，伸展時のスムーズな動きを改善させる（図115）．方法としては，膝窩部にタオルまたは治療者の大腿部を入れ，患者をリラックスさせ，膝蓋骨を遠位側に押し込み圧迫する．手を離して膝蓋骨の圧迫を外すと同時に，患者に膝の伸展運動をさせる．これを繰り返すことにより，膝蓋下脂肪体の柔軟性はさらに改善していく．

1回の治療で硬化している膝蓋下脂肪体が，健側と同じように柔軟になることは難しいが，柔軟性が改善できれば，屈伸運動の際の疼痛や違和感，引っ掛かり感などが改善してくることが多い．

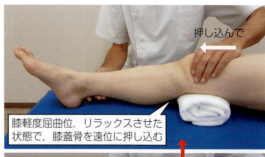
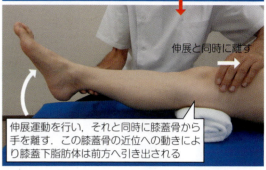

図115 ● 自動伸展運動＋膝蓋下脂肪体のモビライゼーション

2 膝蓋上嚢

膝蓋上嚢は大腿骨前面にある関節包であり，いわば袋である．しかし袋とはいっても，薄い膜が2枚重なっている状態であり，この薄い膜が運動時に滑りあうことで膝の屈伸運動を遂行している．この薄い膜が癒着することで可動域制限，特に屈曲制限が生じやすくなる．

治療肢位は患者を背臥位とし，膝から下をベッド端から下垂させ90°屈曲位とする．患者の下腿部は，治療者の下肢で固定する（図116）．膝蓋骨底の近位部に広がる膝蓋上嚢部をイメージしながら，大腿骨の円周に沿って関節包を引き延ばすように遠位方向に滑らせていく（図117, 118）[10]．この際膝蓋上嚢は，深部に位置するため，ある程度の圧を加えながらモビライゼーションを行っていく．癒着している膝蓋上嚢でも5分から10分モビライゼーションを繰り返すと徐々に柔軟性が獲得できる．

1回の治療で硬化している膝蓋上嚢が，健側と同じように柔軟になることは難しいが，柔軟性が改善できれば，屈曲運動の際の疼痛や違和感，引っ掛かり感などが改善してくることが多い．

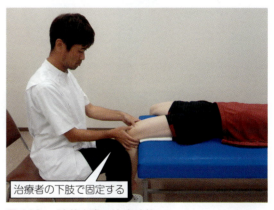

図116 ● 膝蓋上嚢　治療肢位

3 皮膚

皮膚も可動域制限や筋力低下などに関与する重要な器官である．特に術後の創が存在する部位には必ず癒着が生じ，表層部で皮膚の滑走制限が生じる（図119）．これが重篤になると，関節可動域制限を生じることは臨床でもしばしば経験する．

皮膚の癒着は皮下組織で生じ，表層の皮を滑らせるようにモビライゼーションを行う．あるいは

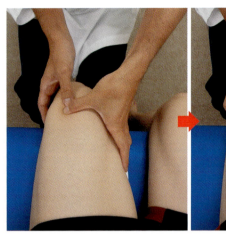
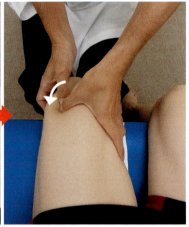

図117 ● 膝蓋上嚢(外側)のモビライゼーション

膝蓋上嚢の外側を,大腿骨の円周に沿って後方に伸ばしていく.

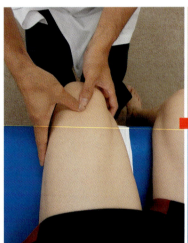
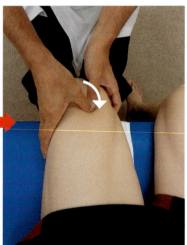

図118 ● 膝蓋上嚢(内側)のモビライゼーション

膝蓋上嚢の内側を,大腿骨の円周に沿って後方に伸ばしていく.

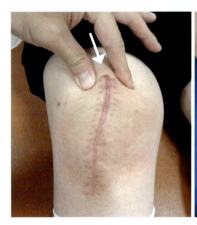
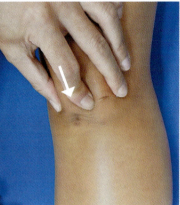

図119 ● 皮膚の滑走制限

皮膚のみをつまみあげて,皺を生じさせるようなイメージである(図120).これは焼き鳥の鳥皮をイメージするとわかりやすい.

モビライゼーションは主に術創に対して平行方向と垂直方向で行っていく(図121).術創があれば,皮膚の滑走制限は特にその創と平行の方向に

図 120 ● 皮膚のつまみ上げ

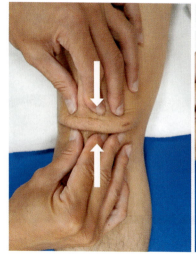
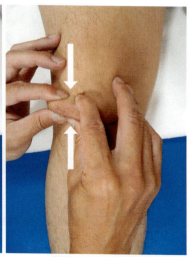

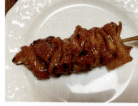
焼き鳥の鶏皮のイメージで

図 121 ● モビライゼーションの方向

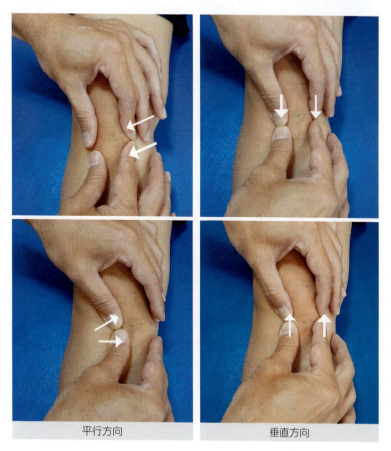

平行方向　　　　　　　垂直方向

4　軟部組織に対するエクササイズ　147

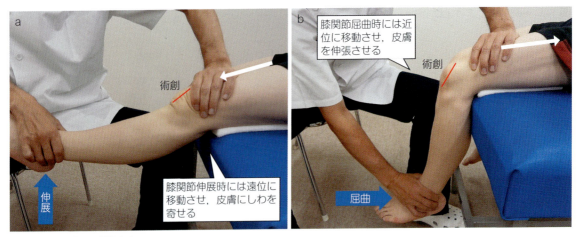

図122 ● 皮膚の誘導方向

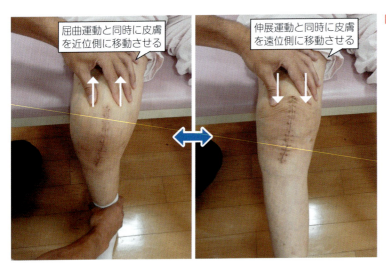

図123 ● TKA術後（3週）

生じやすい．この際，関節運動を同時に行うと癒着は改善しやすい．例えば膝の前面に縦の術創がある場合，術創に対して皮膚が短縮する方向への運動（伸展）では関節に近づく方向に（図122a），皮膚が伸張される方向への運動（屈曲）では関節から遠ざかる方向に皮膚を誘導していく（図122b）．例えばTKAの膝前面の術創の場合，膝伸展運動と同時に術創を遠位方向に移動させる（図123）．アキレス腱縫合術後のアキレス腱部の術創の場合，足関節の底屈運動と同時に術創を遠位に移動させる（図124）．

術創への皮膚のモビライゼーションは直達的に術創の癒着へアプローチするのが最も効果的であるが，その際，絶対に術創が開かないように，また出血させないように注意しなければならない．よって，術創への直達的なモビライゼーションは創部が閉じて，皮膚の強度が回復してからとする．一般的に，内視鏡の小さい創では術後2〜3週，30mm以上の創部では術後3〜4週からが目安である（図125）．

図124 ● アキレス腱縫合術後(2ヵ月)

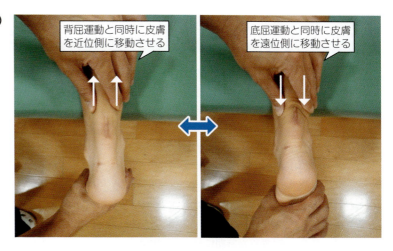

図125 ● 術創の大きさ
ACL再建術後(術後4週).

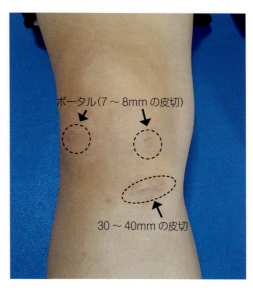

Column　適正負荷の法則（負荷に耐えられる関節づくり）

人体に外傷や障害，手術などを受けると，機能低下が必ず生じる．これらの機能低下に対してアプローチし，改善させていくのがわれわれセラピストの仕事である．

まず人間の体が強くなっていくためには，ある程度の負荷（ストレス）をかけなければならない．逆にいえば，負荷の加わらない組織は強くならない．われわれセラピストは，怪我や手術などを受け筋力低下や可動域制限の生じた身体や関節にアプローチしていく．このとき「**適正な時期に最も適正な負荷を加える**」という原則に基づいて負荷を加えていくことが組織にとって必要になる．すなわち**機能低下の生じた関節は，その経過時期に適した負荷を与えられることで鍛錬され，機能改善していくのである**（図126）．機能低下の生じた関節にかける負荷は，大き過ぎても小さ過ぎてもダメである．臨床上これが最も難しく，負荷量が小さすぎれば組織は強くならず，スポーツ復帰などの時期にかかるであろう高い運動負荷に耐えることはできない．また，過剰な負荷をかけ続ければ炎症などが生じ，逆に機能は低下していく（図127）．したがって怪我や手術をしてからスポーツ復帰までの間，われわれは知識や経験を駆使しながら，この適正な負荷を関節に与え続けていくことになる．

臨床上，このような適正な負荷を加えたのちに休養させることで超回復が生じ，機能がどんどん回復してくることを多く経験する．これは，骨，筋，軟部組織など，どの組織に対しても同じことがいえる．

適正な負荷には順序があり，当然ながら短い時間から長い時間へ，軽い負荷から重い負荷へ，少ないセット数から多いセット数へ，と漸増的にトレーニングメニューを増やしていくべきである．そして，原則として非荷重位でのトレーニング，半荷重位でのトレーニング，荷重位でのトレーニングという順番で負荷量は増えていく．これらを組み合わせてトレーニングメニューを設定していくと良好な結果が得られやすくなる．

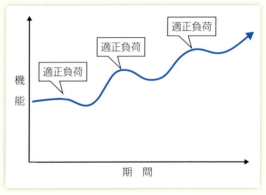

図126 ● 適正負荷の法則
適正な時期に，適正な負荷を加えることにより組織は強くなっていく．

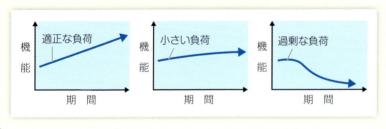

図127 ● 適正負荷の法則
中：負荷が小さすぎれば組織はあまり強くならない．
右：負荷が大きすぎれば，むしろ組織は弱くなっていく．

Column　トレーニング時の「痛みの法則」

　リハビリテーションメニューを進めていくうえで，最も大きな障害になるものの1つが「痛み」である．例えば，膝の手術後に一定の期間が経ち，ジョギング開始の許可が出たとする．そして臨床上，ジョギングメニューをこなしていくうえで，患者が膝に痛みを訴えることを多々経験すると思う．このとき，われわれはどのような対応をすべきであろうか．痛みを我慢させてジョギングを続けさせるのか，それとも痛みを出すのは良くないと考えてジョギングを中止させるのか．

　筆者が臨床経験を積み重ねるうえで辿り着いた法則で「痛みの法則」というものがある．もちろん教科書には全く載っておらず，エビデンスも全くないことであるが….

　前述した「適正負荷の法則」とも関連するが，適正な負荷を与えトレーニングを行う時には必ずといってよいほど痛みが生じる．これを便宜上「適切な痛み」とする．では「適切な痛み」とはどのくらいの痛みであろうか．これも長年の臨床経験から1つの法則を得ている．主観的な痛みを評価するときに，一般的に NRS (Numerical Rating Scale) が推奨されている．これは我慢できないきわめて強い痛みを10とし，全く痛みがない状態を0としたときに，今感じている痛みはどれくらいかを評価するものであり，明確な基準はないが一般的に1～3が軽度，4～6が中等度，7～10が高度の痛みとされている．「適切な痛み」とは，このNRSを用いた時の2～3の軽度の痛みである（図128）．よって2～3の痛みであればトレーニングを継続してもおおむね問題は生じない．しかし，トレーニングを行っているとき5や6の痛みが出ていると，これは負荷が強すぎると捉える．この場合，トレーニング中に痛みが7，8と徐々に増悪することが多く炎症症状を増加させることになる．逆に痛みが0のときは，その部位に負荷が加わっていない，すなわち鍛えたい部位のトレーニングになっていないことが多い．このとき下肢でいえば健側に負荷が加わりすぎていることが多く，気づいた時には健側の筋力ばかり増加していることとなりやすい．正しい姿勢や方法でトレーニングをしていれば，適正負荷が加

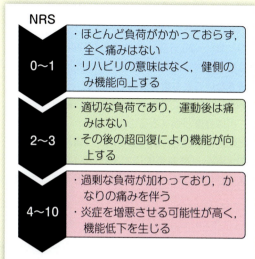

図128 ● 痛みの法則
外傷や手術で機能低下を生じた関節に対し，適切な運動負荷を与えた場合でも痛みが生じる．その痛みは NRS で2～3の痛みである．

表4 ● 適切な痛み

1. そのトレーニングをやめたとき，即座に痛みがなくなる
2. 翌日に痛みが残っていない

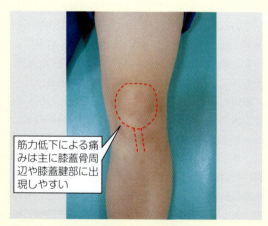

図129 ● 痛みの出現しやすい部位

わり，適切な痛みを生じるということを理解しておくと臨床の幅が広がる．

さらに「適切な痛み」とは，トレーニング中にある程度痛みが生じていても，そのトレーニングをやめたときに，即座に痛みがなくなる程度のものである（表4）．トレーニング後に痛みがジンジン残っていたり，10分20分経っても痛みが残存している場合は強度が強すぎることが多い．また，翌日に痛みを残さないことも重要な因子である．その時に痛みがあまり生じなくても，翌朝起きたら痛みがある場合などは強度が強すぎることが多い．

　膝関節において，筋力低下により痛みが生じる部位の大部分は膝蓋骨周辺である（図129）．これらの痛みが生じやすい部位を把握しておくことも，臨床の幅を広げる一助となる．この部位は膝蓋骨周辺の腱性部である．膝疾患の場合，大腿四頭筋の筋力トレーニングを行うことが多いが，筋に痛みが生じることは少なく，ほとんどが筋の付着部である膝蓋骨周囲の腱性部に痛みを生じる．当然ながら，例えば半月板の術後に関節裂隙に痛みが生じたりするなど，修復部位に限局した痛みが出る場合は要注意であり，痛みの出ない範囲に強度を下げる必要がある．

　この痛みの法則に従ってリハビリテーションを進めていくと，たとえ痛みを訴えられても冷静に対応できる．

Column　次のトレーニングへ移行するのはどのタイミングか？

　若手のセラピストから「いつからジョギングを始めたらいいですか？」「いつからジャンプトレーニングを始めたらいいですか？」など，リハビリテーションメニューの開始時期を質問されることが多い．一般的にメニューの開始時期は医師により決定され，病院・施設によって決まった時期に「○週になったのでジョギングをしてください」などの指示が出される．または文献などを参考にして，ある時期になったらジョギングを開始させる，などの対応をしているかと思われる．しかしこのように決まった時期に画一的なメニューが施行されても，症例によっては痛みが増強したり，腫れが出現したりしてうまくメニューが導入できない場合が多々ある．

　原則としてスポーツ復帰に向けてリハビリテーションメニューを進めていくうえで，軽い負荷のメニューから徐々に重い負荷のメニューに移行していく．すなわち，術後や受傷後の炎症の強い時期や損傷した組織が修復していく過程では，その修復過程を損なわないように負荷は弱めに設定される．そして，ある程度組織が修復し，強度を有した段階で負荷の強いメニューが施行される．

　以上を踏まえ，膝関節のリハビリテーションメニューは，およそ表5のような流れとなる．それぞれ次のメニューに進む段階で，「前段階のリハビリテーションメニューがどれくらいしっかりとこなせ

表5 ● リハビリテーションメニュー

1. メディカルリハビリテーション（RICE処置，ROMエクササイズ，クアドセッティング，SLR，歩行など）
2. エアロバイク
3. ステアマスター，その場ジョギング
4. ジョギング
5. サイドステップ，レッグランジ，ランニング
6. ダッシュ，アジリティー
7. 競技復帰

外傷後や術後にはおおむねこの流れでリハビリテーションを行い，競技復帰を目指す．

ているか」ということが1つの指標としてかなり有用となる．また内容に関して，メニューの質（内容）と量（時間や負荷）の両方をこなせていることが重要であり，特に十分な量をこなせていない状態で次のメニューに進むと，問題を生じてしまうことが多く見受けられる．

　以下に，ハビリテーションメニューの内容，ならびに時間や負荷の詳細を述べる．それぞれ，どれか一つだけが可能なのではなく，すべての項目が可能であることが望ましい．

1. **エアロバイクを導入するための条件**
   ・ADLで杖なし正常歩行ができること

- 膝が 120°屈曲できること
- 歩行エクササイズとして 15 分 2 セットがこなせること

2. ステアマスターとその場ジョギングを導入するための条件
- 階段昇降が問題なくできること
- エアロバイクが男性では 60w 以上，女性では 50w 以上の負荷（ワット表示がなければやや軽めの負荷設定），60 回転/分の回転数で 15 分 2 セット問題なくこなせること

3. ジョギングを導入するための条件
- エアロバイクが男性では 80w 以上，女性では 70w 以上の負荷（ワット表示がなければ中等度の負荷設定），60 回転/分の回転数で 15 分 2 セット問題なくこなせること
- ステアマスターが 10 分 2 セット，その場ジョギングが 1 分 10 セットこなせること

4. サイドステップ・レッグランジ・ランニングを導入するための条件
- エアロバイクが男性では 90〜100w 以上，女性では 80w 以上の負荷（ワット表示がなければ中等度〜やや高度の負荷設定），60 回転/分の回転数で 15 分 2 セット問題なくこなせること
- ジョギングが 10 分 2 セット以上問題なくこなせていること

5. アジリティートレーニング・レッグエクステンション・カール・ジャンプトレーニング・ダッシュを導入するための条件
- サイドステップやクロスステップ，カッティングなどの動作が 30%くらいのスピードでこなせていること
- ランニングが良いフォームで 30〜50m を 5〜10 本ほどこなせていること

6. 競技復帰の目安（非対人プレーや部分合流からの参加）
 * 上記の 1〜5 のリハビリテーションメニューが問題なく十分にこなせていること（筋力測定機器がない場合でも，十分これで基準となり得る）
 * さらに筋力測定機器による計測が望ましい．膝屈伸筋の計測により，健患比 80%以上，患側体重比男性：約 3.0，女性：約 2.5 以上の筋力が回復していること

　同じ疾患や手術を行っても，それぞれのメニューの開始時期は病院や施設によって異なるが，この指標に基づけばスムーズにリハビリテーションを進めることができる．

　また，半月板縫合術後であればジョギングは 3 ヵ月から，ACL 再建術後であれば競技復帰は早くても 6 ヵ月から，など医学的にある程度コンセンサスが得られている事項がある．当然ながらこれらのコンセンサスから著しく早くメニューを進めることはお勧めできない．

Column　抗重力位の法則（非荷重位での筋力トレーニング）

　患者・選手は自主トレーニングとして筋力トレーニングをする場合は，自宅や体育館・グラウンドなどで行うことが多く，この場合，非荷重位（OKC）でのトレーニングが中心となる．

　非荷重位でのトレーニングは，重力に抗して下肢を持ち上げることで筋力増強を図るが，これには最も効率の良い法則がある．これが抗重力位の法則である．これは，**鍛えたい筋を真上に向け，重力に抗して垂直に持ち上げることで最も効率良く負荷がかけられる**ということである（図 130）．

　例えば SLR の場合，内側広筋を選択的に収縮させる際には，股関節を軽度外旋位にさせ内側広筋を重力に対して垂直方向に向ける．一方，外側広筋を選択的に収縮させる際には，股関節を軽度内旋位にさせ外側広筋を重力に対して垂直方向に向ける．このように使いたい筋を真上に向けることで，同じ SLR でも選択的に筋を鍛えることができる．

　逆に膝を正中位にしたまま，内側広筋を鍛えようと内上方へ下肢を挙上しても，重力に抗して大腿直筋や中間広筋が活動しているため，内側広筋を優位

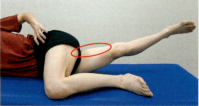
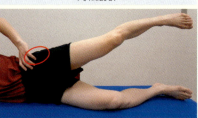

図130 ● 抗重力位の法則

鍛えたい筋を真上に向け，重力に抗して下肢を垂直に持ち上げることで最も効率よく負荷がかけられる．

内転筋群

内側広筋　　中殿筋・小殿筋

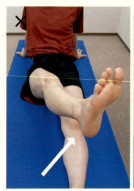
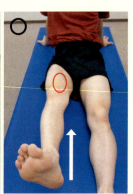
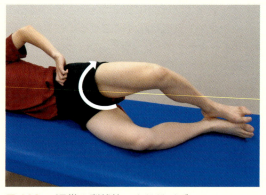

図131 ● SLRの場合

図132 ● 通常の梨状筋エクササイズ

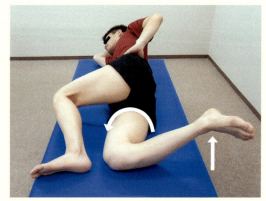

図133 ● 重力と下肢の重みを利用した梨状筋エクササイズ

に使えない（図131）．

　また，回旋筋の場合であれば，四肢の重みを利用してトレーニングを行うが，この場合，肢の重みが最も負荷となるようなポジション，すなわち肢が重力に対して垂直方向の肢位をとり，回旋筋に対し負荷が最大になる肢位を選択する．例えば，股関節外旋筋である梨状筋の場合，通常は側臥位で膝を約45°程度屈曲させた肢位を開始とし，両足部をくっつけたまま上の膝を開くように股関節を外旋させる（図132）．しかしこれよりも，筋力トレーニングをする側を下にした側臥位になり，股関節伸展位，膝90°屈曲位にて股関節外旋運動を行うと無負荷でもかなりの筋収縮が必要になる（図133）．これは肩関節と同じイメージであり，外旋筋のトレーニン

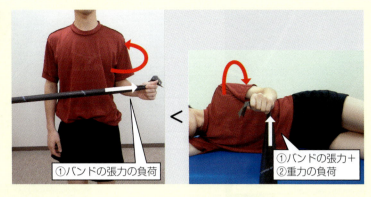

図134 ● 肩関節でも同じ理屈である
棘下筋の場合

①バンドの張力の負荷

①バンドの張力＋②重力の負荷

グであれば立位よりも側臥位の方が負荷量は大きくなる（図134）．

以上の法則に従って筋力トレーニングを行えば，自重のみの負荷でも回数をこなすこと（50〜100回）により，十分に筋力の増強を望める．

Column 筋力エクササイズ時の膝関節に生じる剪断力（OKCとCKCの違い）

外傷後や術後の機能低下が起こった関節に対して筋力エクササイズを行う際には，大きく2タイプのトレーニング方法があり，その特性を理解できると適切なアプローチに繋がる．

その2タイプとはOpen Kinetic Chain（OKC）とClosed Kinetic Chain（CKC）である．OKCは非荷重位でのトレーニングであり，代表的なものにレッグエクステンションが挙げられる．CKCは荷重位でのトレーニングであり，代表的なものにスクワットが挙げられる[13]．膝における筋力エクササイズでは，OKCとCKCで関節に生じる剪断力が異なるため，特にACL損傷やPCL損傷などに対するリハビリーションを行う際には両者の違いを押さえておく必要がある．ここではレッグエクステンションとスクワットを例として，筋力エクササイズ時に生じる剪断力について述べる（図135）．

OKCの筋力エクササイズ時に生じる剪断力には，筋の走行や大腿骨・脛骨・膝蓋骨の位置関係が関与している．まずレッグカール時に発生する後方剪断力は非常に明確であり，ハムストリングスが後方から直接的に脛骨と腓骨に停止しているため，どの屈曲角度においても後方剪断力が生じる．一方，レッグエクステンションにかかわる大腿四頭筋はい

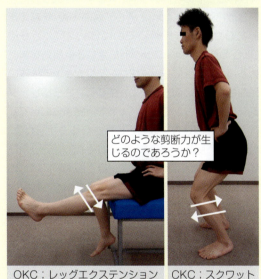

どのような剪断力が生じるのであろうか？

OKC：レッグエクステンション　　CKC：スクワット

図135 ● 筋力エクササイズ時に膝関節に生じる剪断力

ったん膝蓋骨に停止し，そこから膝蓋腱を介して脛骨粗面に停止するために，剪断力の発生メカニズムを複雑化させている．すなわち，脛骨プラトー（関節面）の延長線と膝蓋腱の交点から垂線を膝蓋骨方向に引き，この垂線に対して膝蓋腱が前方に傾いて

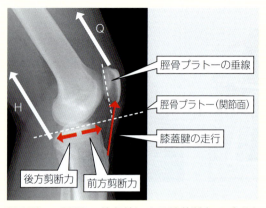

図136 ● OKCの筋収縮による膝剪断力のバイオメカニクス

脛骨プラトーの垂線に対する膝蓋腱の走行角度で前方剪断力は決定する．

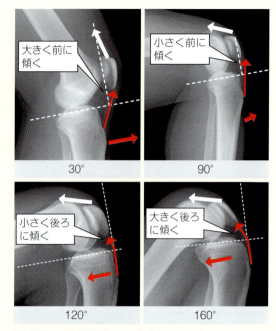

図137 ● 前方剪断力のバイオメカニクス

表6 ● OKC筋力トレーニング時に発生する剪断力

```
膝伸展による膝剪断力
・0〜30°：強い前方剪断力
・60°：やや強い前方剪断力
・90°：剪断力ほぼなし
・100°以上屈曲：後方剪断力

膝屈曲による膝剪断力
・どの角度でも常に後方剪断力（伸展位よりも屈曲位
 の方が後方剪断力が強い）
```

いれば前方剪断力が，後方に傾いていれば後方剪断力が生じることになる（図136）．膝蓋腱の傾きは，膝が伸展位であればあるほど大きく，屈曲に伴い垂線に近づいていく．そして屈曲100°を越えたあたりから後方に傾いていく（図137）．表6にOKCの筋力トレーニング時に生じる剪断力をまとめる．このようにレッグエクステンションでは浅い屈曲域で，強い前方剪断力が生じる．さらにレッグエクステンションでは，パッドを下腿遠位に当てて行うため下腿遠位には後方に押される力が加わり，相対的に下腿近位は前方に押される（前方剪断）力が働く．したがって，重りが重いほど膝関節には，てこの力＋大腿四頭筋の収縮力による強い前方剪断力が加わることとなる（図138）．

一方，CKCの代表的な筋力エクササイズであるスクワットの場合，関節に加わる剪断力を規定する最も大きな因子として矢状面上での脛骨関節面の傾きが挙げられる（図139）．第1章の機能解剖でも述べたが，脛骨関節面は矢状面上で約10°の後方傾斜角を有している．このため，立位時のように脛骨骨幹部が床面と垂直な場合は大腿骨が脛骨上を後方に滑る力が働くため，膝には前方剪断力が加わる．逆に，クォータースクワットの時に述べたように膝を前に出して脛骨が前方に傾く姿勢では，脛骨関節面は前方に傾くため大腿骨が脛骨上を前方に滑る力が働き，膝には後方剪断力が加わる．

また，足圧中心（COP）の位置によっても剪断力の発生状況が変わってくる．COPが前方にあれば，後面の筋であるハムストリングスの活動が高まるため，膝には後方剪断力が生じやすい．逆にCOPが後方にあれば，前面の筋である大腿四頭筋の活動が高まるため，膝には前方剪断力が生じやすい（図140）．このことから，クォータースクワットで膝・股関節・体幹が同じ肢位でも，COPの位置によって前方剪断力が異なるのである（図141）．

このようにCKCでは脛骨の傾きやCOPの位置によって，関節に加わる剪断力が異なってくるのである．

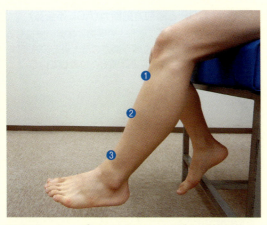

図138 ● レッグエクステンション時の抵抗部位
剪断力の大きさ：抵抗がかかる場所によって，脛骨に加わる前方剪断力が異なる．
図では①＜②＜③の順で前方剪断力が大きく加わるようになる．

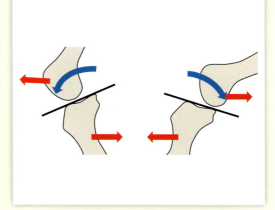

図139 ● 脛骨関節面が剪断力に与える影響
脛骨が前方へ傾けば，膝の後方剪断力が生じる．逆に，脛骨が直立もしくは後方へ傾けば，膝の前方剪断力が生じる．

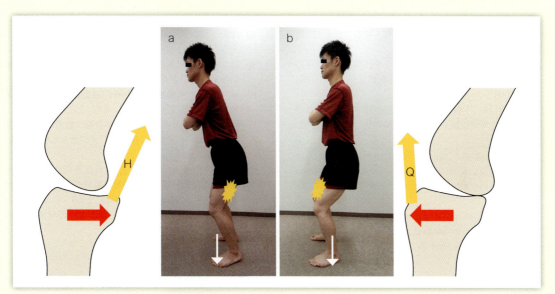

図140 ● 足圧中心が剪断力に与える影響
足圧中心が前方にあれば（a）後面の筋（ハムストリングス）が働くため脛骨の後方移動が生じ，足圧中心が後方にあれば（b）下肢前面の筋（大腿四頭筋）が働くため脛骨の前方移動が生じる．

　以上に述べたOKCとCKCの関節に加わる剪断力の違いをよく理解したうえで，疾患の特性や膝の状態，手術後の時期などを考慮し，適切な筋力エクササイズを選択されることを望む．

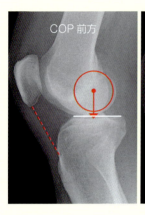
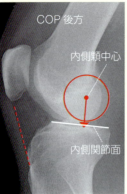

図 141 ● COP と膝前方剪断力（ACL 不全膝）

膝 45°屈曲位でのスクワット．股関節・体幹の肢位も同一としている．COP の位置が前方の時と後方の時では，明らかに COP 後方時に脛骨は前方へ位置している．

文献

1) 今屋　健：膝前十字靱帯（ACL）断裂に対する術後リハビリテーション．改訂版スポーツ外傷・障害に対する術後のリハビリテーション，運動と医学の出版社，神奈川，183-277，2013
2) 園部俊晴：運動連鎖を応用した動作・姿勢の捉え方．臨スポーツ医 29：23-28，2012
3) 福井　勉：体幹からみた動きと理学療法の展開．結果の出せる整形外科理学療法，メジカルビュー，東京，96-125，2009
4) 今屋　健ほか：下肢のスポーツ障害の理学療法②．スポーツ傷害の理学療法，第 2 版，三輪書店，東京，83-93，2009
5) Olsen OE, et al：Injury mechanisms for anterior cruciate ligament injuries in team handball：a systematic video analysis. Am J Sports Med 32：1002-1012，2004
6) Krosshaug T, et al：Mechanisms of anterior cruciate ligament injury in basketball：video analysis of 39 cases. Am J Sports Med 35：359-367，2007
7) Koga H, et al：Mechanisms for noncontact anterior cruciate ligament injures knee joint kinematics in ten injury situations from female team handball and basketball. Am J Sports Med 38：2218-2225，2010
8) 今屋　健：膝靱帯損傷．歩行を診る，奈良　勲監，文光堂，東京，102-114，2011
9) 林　典雄：運動療法のための運動器超音波機能解剖　拘縮治療との接点，文光堂，東京，141-142，2016
10) 林　典雄：運動療法のための運動器超音波機能解剖　拘縮治療との接点，文光堂，東京，121，2016
11) 整形外科リハビリテーション学会編：整形外科運動療法ナビゲーション下肢，第 2 版，メジカルビュー，東京，116-123，2014
12) 今屋　健：当院における ACL 再建後のリハビリテーション―術後超早期からの伸展可動域の評価・獲得について．Sportsmedicine 114：18-19，2009
13) 佐藤洋一郎：運動連鎖とエビデンス．理学療法の歩み 22：17-25，2011

索引

欧文

ACL ································· 61
Anterior Drawer test ················ 66
Ballottement of patella test ········· 91
Closed Kinetic Chain (CKC) ········· 155
condyle notch ······················ 31
Dial test ··························· 82
end feeling ························· 61
end point ··························· 61
femorotibial angle (FTA) ············· 6
Gardy 結節 ······················· 8, 17
general joint laxity ·············· 40, 52
hard end feeling ···················· 61
heel height difference (HHD) ········ 99
initial stiffness ····················· 44
Jerk テスト ························· 73
joint play ·························· 40
KNEELAX ··························· 42
knock the PCL ······················ 76
KT-2000 ···························· 42
Lachman test ······················· 61
lateral condyle notch ············· 4, 32
LCL 損傷 ··························· 79
lift off 現象 ························· 30
mal attachment ····················· 61
MCL 損傷 ·························· 79
McMurray test ······················ 87
medial condyle notch ············· 4, 32
modified Lachman test ·············· 64
N テスト ···························· 69
Numerical Rating Scale (NRS) ······ 151
odd facet ························ 9, 35
Open Kinetic Chain (OKC) ·········· 155
patellar tap test ···················· 91
PCL 損傷 ··························· 76
Pivot shift ·························· 73
PLS ······························ 25, 82
Posterior Drawer test ··············· 76
prefemoral fat pad ·················· 22
rolling ····························· 26
sagging ···························· 68
sagging sign ························ 76
screw home movement ·············· 32
slipping ···························· 26
straight leg raising ················· 122
terminal stiffness ··················· 44
Valgus Stress test ··················· 79
Varus Stress test ···················· 79

あ

アクティブヒールスライド ··········· 124
足踏み運動 ························ 142
エンドフィーリング ··················· 61
エンドポイント ······················· 61
オッドファセット ··················· 9, 35

か

外側顆 ······························· 3
外側顆間結節 ························ 7
外側広筋 ··························· 20
外側上顆 ························· 3, 13
外側ハムストリングス ················ 24
外反ストレステスト ·················· 79
顆間隆起 ····························· 7
過伸展 ····························· 49
ガーディー結節 ··················· 8, 17
空回り運動 ·························· 26
関節可動域エクササイズ ············ 106
関節の遊び ·························· 40
関節モーメント ····················· 126
嵌頓 ······························· 90
クアドセッティング ················· 117
クォータースクワット ··············· 128
脛骨 ······························ 5, 7
脛骨粗面 ··························· 16
脛骨外側顆 ························· 18
脛骨内側顆 ························· 18
後外側支持機構 ·················· 25, 82
後方傾斜角 ·························· 6
後方引き出しテスト ·················· 76
転がり運動 ························· 26

さ

最終スティフネス	44
サイドレッグランジ	134
サギングサイン	76
膝蓋下脂肪体	93, 143
膝蓋骨	9, 11
膝蓋骨叩打テスト	91
膝蓋骨尖	9, 11
膝蓋骨底	9, 11
膝蓋骨稜	9
膝蓋支帯	11
膝蓋上囊	22, 96, 145
膝蓋大腿関節	35
膝蓋跳動テスト	91
膝窩筋	25
ジャークテスト	73
ジョイントプレイ	40
初期スティフネス	44
伸展可動域エクササイズ	112
スクワット	130, 155
全身弛緩性	40, 52
剪断力	155
前方引き出しテスト	66
足圧中心	126

た

ダイアルテスト	82
大腿筋膜張筋	22
大腿脛骨角	6
大腿脛骨関節	26
大腿骨	2
大腿骨外側顆	13
大腿骨内側顆	13
大腿四頭筋	20
大腿前脂肪体	22
大腿直筋	22
大腿二頭筋	24
中間広筋	21

な

内側顆	2
内側顆間結節	7
内側広筋	20
内側上顆	3, 13
内側ハムストリングス	23
内転筋結節	3
内反ストレステスト	79

は

ハードエンドフィーリング	61
パワーポジション	129
半月板損傷	87
半腱様筋	23
半膜様筋	23
腓骨頭	8, 17
膝関節筋	22
膝関節裂隙	12
膝前十字靱帯	61
皮膚	145
腓腹筋	25
ピボットシフト	73
ヒールスライド	106
副運動	40
フロントレッグランジ	134
棒足歩行	140
歩行エクササイズ	139

ま

マックマレーテスト	87
マルアタッチメント	61

ら

ラックマンテスト	61
レッグエクステンション	135, 155
レッグカール	137
レッグランジ	133
ロッキング	90

検印省略

膝関節運動療法の臨床技術
運動器診療Next Decadeにつながるエッセンス

定価（本体 5,000円＋税）

2018年12月13日　第1版　第1刷発行

著　者　今屋　健（いまや　たけし）
発行者　浅井　麻紀
発行所　株式会社 文光堂
　　　　〒113-0033　東京都文京区本郷7-2-7
　　　　TEL（03）3813-5478（営業）
　　　　　　（03）3813-5411（編集）

©今屋　健, 2018　　　　　　　　　　印刷・製本：壮光舎印刷

乱丁，落丁の際はお取り替えいたします．

ISBN978-4-8306-4575-4　　　　　　　　　　Printed in Japan

- 本書の複製権，翻訳権・翻案権，上映権，譲渡権，公衆送信権（送信可能化権を含む），二次的著作物の利用に関する原著作者の権利は，株式会社文光堂が保有します．
- 本書を無断で複製する行為（コピー，スキャン，デジタルデータ化など）は，私的使用のための複製など著作権法上の限られた例外を除き禁じられています．大学，病院，企業などにおいて，業務上使用する目的で上記の行為を行うことは，使用範囲が内部に限られるものであっても私的使用には該当せず，違法です．また私的使用に該当する場合であっても，代行業者等の第三者に依頼して上記の行為を行うことは違法となります．
- JCOPY〈出版者著作権管理機構 委託出版物〉
本書を複製される場合は，そのつど事前に出版者著作権管理機構（電話03-5244-5088, FAX 03-5244-5089, e-mail : info@jcopy.or.jp）の許諾を得てください．